壮年から百名山をめざす健康法42

位田博文

山と溪谷社

すいせんの言葉

参議院議員　山田　宏

位田さんは、いつも熱く燃えている人だ。実行の人であり、感謝の人だ。知己を得て十年以上になるが、少年のようにキラキラした好奇心を持ち続けている位田さんにお会いするたびに元気をいただいている。松下幸之助は「青春とは心の若さである」という言葉を好んでおられたが、本書は健康法の本でありながら、実践を通じて「心の若さ」を保つための日々の「行き方」を教えてくれる書でもある。

私はかつて東京都杉並区長として財政再建に取り組む中で、区民の健康と疾病予防の鍵が口腔の健康にあることを実感した。歯が多く残っている人ほど健康で長生きであり、歯周病が万病のもとであり、定期的な歯科健診に行っている人の方が年間医療費が少ないことは今や常識。位田さんも歯磨きの重要性を指摘している。まさに「健康は健口から」。

位田さんの「目からうろこ」の健康法が皆さんの明るい人生への手引きになることを願っている。

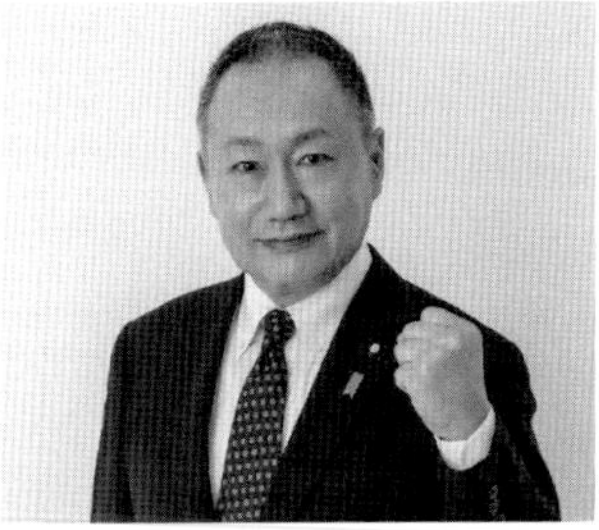

山田 宏（やまだ ひろし）

参議院議員（自由民主党）
厚生労働委員会委員長
憲法審査会委員
元防衛大臣政務官
「日本の尊厳と国益を護る会」幹事長

昭和33年1月8日、東京都生まれ（65歳）。
京都大学法学部卒業後、
松下政経塾に第2期生として入塾。
東京都議会議員（2期）
衆議院議員（2期）
東京都杉並区長（3期）
参議院議員（全国比例・平成28年より現在2期目）

目次

すいせんの言葉　山田宏　2
はじめに　8

第1章　運動

1 ナンバ歩き健康法　12
2 1日1回以上負荷を掛ける　31
3 スクワット運動　33
4 四股踏み　35
5 万歳ショウ体操（位田流）　38
6 マエケン体操　42
7 ラジオ体操第一　47
8 ぶら下がり健康法　50

9 踵落とし（位田流） 52
10 ふくらはぎ強化法 56
11 5本足指しごき 60
12 首ストレッチャー 63
13 聴力をアップ 65
14 身体を柔軟に 68

第2章 食事・サプリメント

15 しっかり噛んで食べる 72
16 ユーグレナ 75
17 整腸剤 78
18 ターメリック 80
19 夕食後に抹茶を喫する 82
20 お酒と共にお水を飲む 85

第3章　日常生活

21 免疫力を高める　88
22 太陽のエネルギーをもらう　92
23 好奇心　96
24 鈴の音を集中して聴く　99
25 毎食後の歯磨き　103
26 足で動く　107
27 5本指靴下　110
28 半身浴　113
29 リンパマッサージ　117
30 寝る時の足裏マッサージ　119
31 褌を着ける　121
32 朝の快便　123
33 クンバハカ（肛門締め）　127

34 トイレ掃除をする 129
35 運転する時の姿勢 131
36 読書 133
37 音読 135
33 10年日記を書く 138
39 俳句・川柳・短歌のススメ 141
40 ハガキ道 144
41 習いごと 146
42 目標を持つ、夢を持つ！ 149

＊

私と登山、スキーの思い出 153

おわりに 158
山行経歴等 161

はじめに

私が本を出す（出版する）とは、5年前迄は思ってもいませんでした。そんな私がなぜ本を書こうと思うようになったのか、其《そ》のキッカケをお話しします。

27年程前、或る会で光洋マテリカ㈱の創業者吉田三栄吉氏と御目に掛かりました。吉田氏は500号余迄続いた「潮の目鳥の目虫の目」という小雑誌を発行されていた御方です。其の吉田氏から、「文明法則史800年周期説」にはスパイラル状（螺旋階段を上がっていくさま）の大きな流れがあり、其の発見者は村山節《みさお》氏である事をお聞きしました。

其れから20年余経ちました。山田宏氏を支援する会で、知人の牧山育美氏と再会しました。そして、牧山氏が政経倶楽部名古屋支部長をされていた事から、例会に参加するようになりました。

其の中で、林英臣氏が此《こ》の会のバックボーンである事を知りました。林氏は医療専門学校のご出身ですが、松下政経塾の1期生です。入塾倍率は凄かったそうです。

林氏の講演を彼此70回程拝聴しました。令和1～3年には、名古屋綜學院の林ゼミに在籍させて頂きました（現在は京都綜學院と東京綜學院が開校されています）。其の学びは、今迄の講演（私は相当聴いています）とは全く違い、日本の真の歴史を知り、自覚する上で、本当の意味の学びでした。

林ゼミにはワーク（宿題）が各年3回あり、皆の前で発表しなくてはなりません。そして先生から厳しい講評を拝聴します。

此のワークにより、今迄の自分を洞察し、認める事はもとより、此れから自分はどのように生き、如何《いか》に世の中で役立っていくかを、真に肚に叩き込まなくてはならなくなったのです。

3年で卒業しましたが、林ゼミでの学びは100万円どころでない凄い価値がありました（ワークで認《したた》めた文章は現在も修正し続けています）。

其の間、長年自分がやってきた仕事、山登り、社会活動、健康法、さらに今後の自身の活動を如何にして役立たせるかを考え続けました。そして、55年に亘って登山を継続してきた（30年余色々な方を山にお連れした）事等から得た健康法が、此れから百名山をめざす御方の役に立つのではないかとの思いに至り、本を出版する事を発意した次第です。

私が日々実践している40余の健康法について、考え方を含めて認めました。其の数個だけでも実践され、其の後の人生の良きキッカケとなります事を、せつに祈っています。

付記
林英臣氏の政経塾出身者は、神谷宗幣参議院議員、藤田文武衆議院議員、杉田水脈衆議院議員、南出賢一泉大津市長、藤井浩人美濃加茂市長など多数がおられ、国会が開会中は国会綜學勉強会が合計70回程開催されています。代表世話人は宮下一郎衆議院議員です。

第 1 章

運 動

1

ナンバ歩き健康法

足腰、膝の悩みを解決。健やかに壮年を生きる

私が長年培った健康法は50近くあります。其れを参考に幾分かでも実践して頂ければ、現役であるかどうかに拘《かかわ》らず、仕事や社会活動等で生き生きと充実して過ごして頂けるのではと秘かに思っています。

此の健康法の中で、私が最も重要で、ハードルが高いと思うのはナンバ歩きです。ナンバ歩きを始めて19年。ナンバ歩きについて私が感じた事、会得した事をご紹介します。

私は18歳の時から日本経済新聞を購読していますが、19年余前、其の広告欄に金田伸夫氏の著書『ナンバ健康法』が掲載されていました。興味を持ち、早速購入しました。

「ナンバ歩き」とは、右手と左手を其れぞれ同時に出す歩き方です。古武術研究家の甲野善

紀氏の著書等で一般に知られるようになりました。

明治時代以前の日本では、此の「ナンバ歩き」が一般人の間で広く行われていました。分かり易く言うと「竹馬」と同じ歩行方法で、此れが日本人古来の歩行方法なのです。しかし、明治以降、軍隊（陸・海軍）の創設や学校教育等で西洋的生活様式が移入されると共に衰退していきました。

私は明治時代初め迄日本人は「ナンバ歩き」だった事に衝撃を受けました。嘘だろう！と思いました。

「東海道五十三次の日本橋」の竹画（薄く削った竹を切り絵のように貼り付けた絵）を、偶々《たまたま》竹画家の鈴木正氏から購入して持っていました。其れを見ると、確かに右足が前の時に右肩右手が前に来ています。確認の為に他の東海道五十三次を幾つか調べてみましたが、やはり右肩右手、右足をセットにして歩いているのです。

此れはやるしかないと、自分自身でやってみました。つまり「両手を組んで歩く」訳です。時代劇等で武士がよく腕を組んで仲間と話し乍《なが》ら歩いている風景です。

実際にやってみます。右足を踏みだすと右足に重心が乗ります。左足を踏みだすと、今度は左足に重心が乗ります。自分でも変な歩き方?と思うぐらいですから、他人からは変な人と見られていたかもしれません。知人からも「どうしてそんな変な歩き方をするの？」と質問されました。

しかし、ナンバ歩きを継続していると、此れは日本人の本当の歩き方だと確信するようになりました。此の本は三笠書房の知的生き方文庫で、確か1冊560円でした。7冊程購入して、山登りの仲間を始め親しい人にお渡ししました

私の実家は三重県いなべ市員弁《いなべ》町です。毎日のように鈴鹿山脈を眺めていました。3歳上の姉が高校山岳部で活動していたのが、私の山との関わりの原点です。

私は高校1年の時に山岳部に入部し、社会人山岳会にも所属していました。昭和59年には三重県山岳連盟の遠征隊員の一人として、1か月半、ヒマラヤのピサンピーク（6091m）登山隊に参加しました（サラリーマンでなかったので行く事が出来ました。残念乍らアタックリーダーの指令で、ピークの100m程手前で下山しなければなりませんでした）。

30年余前からは所属している親睦団体の女性達の要請で「山楽会なごや」を作り、少人数ですが毎月のように山行計画を立て実行しています。現在も継続して殆ど毎月、私が計画して普段は日帰りで鈴鹿山系・伊吹山等近隣の山を登り、5月・7月・8月・9月・10月末等は、百名山を中心に遠出もしています。日帰りでも下山後には必ず、近くの温泉で入浴して

帰ります。一昨年の遠出では蔵王温泉・川上温泉・岳温泉・枕崎岩戸温泉・指宿温泉・平湯温泉等の宿に泊まったりして、温泉浴と観光を兼ねています。日本は高山近くに温泉が多く、下山後がとても楽しみです。

其の仲間にナンバ歩きを教えるのですが、誰もマスターする方がいません。其れぐらい日本人は欧米の歩き方に嵌《はま》っているのです（勿論、私の教え方が悪いのかもしれませんが）。

そんな私ですが、6年前に香川県の金刀比羅宮の階段785段全てを1段とばしで上りました。昨年、熊野那智大社の階段467段も1段とばしで上りましたが、那智のほうが階段が少なくて大分楽でした。

日本舞踊をやっている知人にナンバ歩きの事を話すと、足の出方が悪いと師匠から「ナンバ」と指摘されるそうです。本で知ったのですが、古武道もナンバ歩きが基本のようです。昔、侍が刀を抜く時は右足が前で、右手で鞘《さや》から刀を抜きました。身近な処では、盆踊りでもやはり右手、右足が揃って出ていますね。

武道等をやっておられる方や、日本舞踊・民謡舞踊をやっておられる方の大半が、其の時だけのナンバ歩きになっている事は誠に残念です。ナンバ歩きを普段の生活に活用しないのは、本当に勿体ないと思います。

江戸時代の忍者や飛脚はナンバ走りもしていて、主に江戸と京・大坂等を往復していました。はっきりした事は分かりませんが、前者は200㎞、後者は100㎞走ったとも言われています。飛脚の料金は、超早着き・早着き・普通によって違っていたようです。例えば日本橋から川崎迄20キロ程を走って次の飛脚へ渡していたのでしょうか？　尾張熱田の宮宿から桑名宿迄の海上を結ぶ「七里の渡し」は東海道唯一の海路ですが、飛脚は此処《ここ》では当然、渡しを利用した事でしょう。

江戸時代には、一般の人は歩くだけで、走るという事は飛脚や忍者以外には余りなかったようですが、興味を持たれた方は、是非ナンバ走りにもチャレンジして頂きたいです。


陸上競技の末續慎吾選手が此のナンバの動きを取り入れ、平成15年に世界陸上競技選手権パリ大会の200ｍで短距離種目では日本人初の銅メダルを獲得した事をご存じでしょうか。私は山登りばっかりで、マラソン等は学校を卒業して以来、縁がなかったのですが、其れにしても凄い記録だと思います。

又、とても意外ですが、陸上競技だけではなく、バスケットボールの競技でもナンバ歩き

(走り)が取り入れられていると聞きました。バスケットボールは2つのチームが1つのボールを奪い合い、相手方が防御するリングへシュートする激しいスポーツです。相手方がキープしているボールを奪おうとしたり、其れをかいくぐってシュートするのはとても刺激的ですが、其の一挙手一投足に全力を傾ける際にナンバ走りを取り入れている事には本当にビックリです。

金田氏の『ナンバ健康法』によれば、東京の有名私立進学高校のバスケット部で、顧問の先生の指導によりナンバ歩きを練習に取り入れた処、大激戦区の東京地区で当時ベスト8入りをしました。練習を以前より短時間にして、此の結果だったようです。もっとビックリするのは、生徒の学力が向上し、東大合格者も増えたようです。吾々壮年だけでなく、若い方も此のナンバ歩きを取り入れれば、色んな分野で役立つと思います。楽しみですね!

では、山登りにナンバ歩きをどのように生かすのか、考えてみましょう!

私が山でナンバ歩きを始めたのは50歳頃でしたが、当初は試行錯誤の連続でした。

以前に昔の山仲間から、ストックを使って登る事を教えてもらいました。其の時は1本のストックを買ってやり始めました。私が証券業界で働いていた時のお客様である㈱札幌かに本家の日置社長は、多くが右利きである社員に「筆記以外では左手を使え」と口酸っぱく語っておられた事を思い出しました。右脳を活性化させるには、左手を使う事が大事だからです。起業家として成功される方は社員の能力活用・発展の為に、こんな細かい事にも取り組んでおられるのだと敬服した次第です。

2年程1本のストックで山を登りました。日置社長の指南に従い、「左手でストックをしっかり握り」です。慣れれば右利きでも左手で握る事は普通に出来るようになります。山で行き交う方の多くは2本のストックを利用されています。自身は年を重ねるごとに膝がきつくなってきた事もあり、8年後くらいからもう1本ストックを持つ事にし、ワコールのスポーツタイツCW-X（素材は東レ製、1万5000円余）も購入しました。此のタイツは、腰、太もも、膝、ふくらはぎにピッタリ密着してサポートします。2本のストックとスポーツタイツ併用で、登山がとても楽になりました。

さて、どのように2本のストックを使い乍ら歩くか、試行錯誤をしました。

家の階段は手すりをつかみ乍ら1段とばしで上るのですが、片方の足に重心がしっかり乗ると、もう一方の足は自然と上がります。思っている程大変ではないのです。此れを地下鉄等の階段でも活用しました。山登りの際も同じように、右足を出す際は左足に重心を乗せます。そうしますと、右足が自然に上がります。其の際、ほぼ同時に右ストックをぐっと突きます。右ストックを唯単《ただ》に突くだけではナンバ歩きの効果は出ないので、一緒に登っている仲間に、ストックをしっかり握り（此れが凄く大事です）、そしてストックを強く刺すように突く事を助言しました。しかし、私が突くのを実際に見てもらっても、中々理解してもらえません。唯突くだけになり易いのです。

此処でストックについて少し説明します。ご年配の方が街中で杖《つえ》を突いて歩いておられます。片手だけの方が多く、大半の方はストックのT字部分を上から被せるように握っておられます。街中では其れでも良いかもしれませんが、山登りの際にストックを上から握るのはお勧め出来ません。スキーをされる方はよくお分かりでしょうが、ストックは上部のグリップ部分を手のひらでグッと握るような形になっています。スキーでは上からストックを握る方はほぼ皆無です。なぜかといえば、上手に滑れないからです（本当に上手い方はストックなしでもゲレンデを滑れますが）。

山登りに話を戻します。基本的な事ですが、片方の足に重心を乗せ、下半身のバランスをしっかり維持しつつ、握ったストックを突く事が求められます。登山中ですから少なからずザックの重量があり、片足には相当の負荷が掛かります。継続して慣れる事が大事ですね。

因《ちな》みに、私は訓練の為に10kg程のザックを何時《いつ》も担ぐようにしています。岩登りを少しでもされた方でしたら、指導者や仲間から三点支持を教わり、其れを見たり実践されたりした事でしょう。右手、左手、右足、左足を一つずつ動かし乍ら、岩場を確保し乍ら徐々に登るのが鉄則です。三点支持をしていると安全に岩場を登攀《とうはん》出来ます。斜度がキツクなればザイルを結んで確保し乍ら登ります。

岩場でなくても、右手（ストック）、左手（ストック）と右足か左足のどちらかが着地していれば、三点支持になっている訳です。此れで安定性がぐっと向上します。

そうは言っても初めは此のナンバ歩きの登り方は簡単には出来ないものです。平生の生活でナンバ歩きに挑戦していないと、山のような起伏がある処を登り下りするのは簡単ではありません。膝・腰を痛めない、ねじらない為の登り下りは、常に考え乍ら実践してこそ会得出来る事です。

尚《なお》、ストックを握っての登下山の際は、常に脇を締めるようにして下さい。そして顎《あご》を引いて下さい。此の2つを実行すると、山登り力が断然つきます。

一昨年末にユーチューブでナンバ歩きの動画を見ました。桐朋学園大学の矢野龍彦先生が分かり易く解説されているユーチューブを拝見して、今迄私がやってきた事が未熟であったと知りました。矢野龍彦先生は「ナンバ術協会最高師範」です。

一番の肝は、右足を出す時に右手をお腹の辺りから脚の付け根のほうへ10cm程下げ、其の時左手は腰辺りから10cm程上げる。此の単純な動作を繰り返すのです。

早速家の中でやってみました。やってない事を実践するのは難しいですね。其れを試行錯誤し乍ら継続します。確かに肩がブレる事なく、今迄より速く歩けます。

外では余り目立たないようにやっています。寒い時はズボンの物入（ポケット）の中でもやっています。其れでも出来るのです。

此のナンバ歩きを山登りで実践しようと思っていました。

令和4年の正月、初詣でを兼ねて愛知県豊田市にある三河国三の宮の猿投《さなげ》神社をめざしました。御祭神（垂仁天皇、景行天皇、日本武尊の兄である大碓命）の奥に控える猿投山（629m）登山。初詣で大渋滞となり、やむなく大分手前に駐車して歩きだしました。

早速、矢野龍彦先生が提唱されている通りのナンバ歩きにて舗装道を1時間程歩きます。登山道に入ると舗装道のようには出来ませんでしたが、無事に頂上へ着き、東の宮・西の宮参拝を済ませ、4時間余で駐車スペースへ戻ってきました。スムーズに歩けました。低い山ですからストックは未使用でした。帰宅しても特に差し障りはなく、何時もしているお参りも普通に正座で出来ました。

其の6日後、初スキーで奥伊吹のスキー場へ行き、スキーの3点セットを借りて滑りました。リフトで一番上（1200m）迄上がって滑降するのですが、此の時にナンバ滑降出来ているか？と自問し乍ら滑りました。左のストックを突いて左へターンするのですが、此れは「ナンバ滑り」と言うのか？　殆どの方はそうやって滑っておられます。

奥伊吹は滋賀県米原《まいばら》市にあり、スキー場を訪れる人の大半は関西の方ですが、私が住む名古屋からも便が良いのです。今や8割がスノーボーダーとなり、年配者にとっては隔世の感があります。

話は4年前にさかのぼりますが、栂池《つがいけ》高原スキー場のスキー教室に入った事があります。スキーは其れ迄10回余滑っただけで滑りは我流でしたが、スキーを楽しみたいとずっと思っていたのです。其のスキー教室では「スノーボードも習ってみては如何《いかが》ですか？」と言われましたが、壮年の身としては、安定性が高い両手のストックと両足のスキーのほうが安心です。ところで、スノーボーダーは圧倒的に若い方が多いのですが、急な斜面を滑る時に身体が雪面に着くぐらいに倒してターンしていますね。此れもナンバ滑降ではないか、と思ったものです。

スキーの後は早めに切り上げて帰宅し、何時ものようにお参りして夕食を摂りました。翌朝は下半身がこわばる事はなかったのですが腹筋がこわばって、4日程スムーズに起きられませんでした。腹筋が弱い証拠です。

其の2日後、端唄の稽古に行った際、駐車場から7分程ナンバ走りをゆっくりですがやってみました。稽古道具はザックで背中に担いでいましたので、両手が空いています。ナンバ歩きと同じように走りました。右足を出す時、右手を押すようにして小さく下げる訳です。左足を出す時も、左手で押すように小さく下げました。全部走った訳ではないです。疲れたらナンバ歩きを併用しました。此れで何とか実践出来る事を実感した次第です。

其の際、右手を右腰骨辺り近く迄下げます。左手も左腰骨近く迄下げます。下げるのは10cm程でしょうか。経験で下げる程度を考えてやってみて下さい。寒い時や、目立たないように歩きたい時は、ポケットの中でも出来ます。

ユーチューブでほかの方のナンバ歩きも拝見しましたが、私には馴染めませんでした。此れは飽く迄も私の主観です。各人各様でやってみる。色んなやり方を実践してみて「自分に合うナンバ歩き」を見つけられるのが何よりでしょうね！ どんな事でも、此れで完璧だから「此のまま継続すれば良い」という事では進歩発展がありませんから、何時も「もっと良い方法はないか？」と考える事が大事と思っています。

何と言っても、現在の日本人の歩き方は西南の役（１８７７年）以降ですから、１５０年程前の祖先の方達がナンバ歩きだった事を時には思い出してみて下さい。何千年も前から日本人は「ナンバ歩き」で生活していた可能性が高いのです。此れは真剣に考えるべき事ではないでしょうか？　例えば私達の話している何気ない言葉は、「大和ことば」が原点であると、私の師匠の林英臣先生は仰っています。日本人にとって話し言葉の原点は「大和ことば」であるように、歩き方の原点は「ナンバ歩き」にあると思うのですが、如何でしょうか？

今の歩き方は西洋人の歩き方で、若い時は何ともなくても、中年を過ぎた頃からはねじって歩く弊害として、足腰や膝の痛みに悩まされる事になるでしょう。

此のナンバ歩きを会得して生活で活用する事によって、足腰、膝の悩みが解決する事を願っています。

次に実践について述べます。

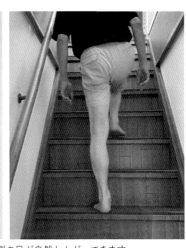

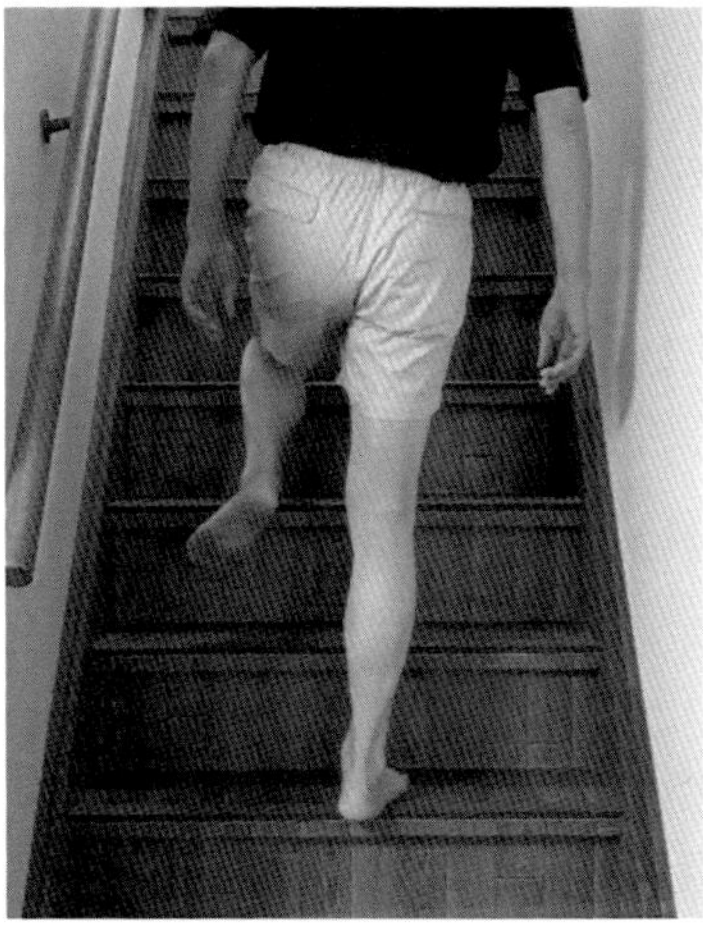

階段上り。片足に重心を乗せきると反対側の足が自然と上がってきます。

①階段上り

街中では当然ストックは持っていません。左足に重心を乗せます。そうすると右足が自然と上がってきます。其の時に少し頑張って2段上の少し通常より左側（身体の真ん中辺り）へ右足を着地させます。今度は右足に重心を乗せます。そうすると左足が自然と上がってきます。其の時に少し頑張って2段上の通常より右側（身体の真ん中辺り）へ左足を着地させます。此れを繰り返して階段を上っていきます。

2段上に足を着地させるのが難しい時は、1段上でやって下さい。慣れてくれば、1段では物足りなくなるのではないかと思います。別に焦ってやる必要はありません。身体が其の動きを（頭で考えるのと一緒に）出来るようになるのが大事なのです！

さて、矢野龍彦先生のナンバ歩きを地下鉄等の階段で、右足を出す時に右手を下げる、左足を出す時に左手を下げる、とやってみました。今迄のように身体のブレがなく登れました。此れも自分自身でやってみて感覚をつかんで欲しいです！　自分に合った「ナンバ歩き」が一番なのです。

②山登り

山登りも、先の階段上りと一緒ですが、山には所々に階段はあるものの、街中のようにずっと等間隔の階段が続く訳ではありません。絶えず変化ある道を歩くのが登山です。段差が大きい所では、なるべく低いスタンス（足置き場）を素早く探して下さい。一気に高い所へヨイショと登ると疲れますし、息も乱れます。低いスタンスは横でも後ろでも良いのです。勿論山登りですからストックを持参する方が多いです。其れを上手く活用します。自身の脚力に自信のある方はストックなしで登って下さいね！

要は「楽に登る事」が極めて大事なのです。リズムよく歩くと楽なのです。楽に登ると疲れにくくなって、歩くペースは少し速くなります。登山口、山小屋へ着くのも早くなります。

例えば仕事でいえば、朝8時半から仕事を始めて午後3時に終了する人、午後5時に終了する人、午後8時に終了する人で考えると分かりますね。遅く迄仕事をすると疲れます。仕事なら残業手当を頂けるでしょうが、山では遅くなる程疲れが増します。遅くなればヘッドランプをつけて歩く事にもなります。ヘッドランプをつけての歩きは視界が狭くなって歩きにくく、滑落や道迷いの危険性も増します。

山登りでは早発ち、少なくとも8時台には行動開始です。そうすれば、午後3時～4時迄に山小屋に到着したり下山する事が出来ます。

此のように余裕ある行動を取れば、遭難、災難に巻き込まれるリスクが激減します。5～6年前の5月の連休に、北陸の600m余の低山を小学生の子と親が午後から登山して行方が分からなくなり、遺体となって発見されるという痛ましい事故がありました。幾ら低い山でも、午後は下山する人が殆どです。頂上に着いても人はいない状態です。周りに人がいない中で下山をすると、下山道を間違えてしまう事も多々あります。ですから早発ち・早着は山の鉄則です。低い山と言っても甘く見てはいけません。自分自身の命の大切さは勿論、家族の悲しみや捜索隊の苦労や費用等を考えましょう。

③リズム

山に限らず、何事においても「リズム良くやる事」が極めて大事です。気持ちも良いのです。因みに、パフォーマンス学で著名な佐藤綾子先生の講演を30年程前に拝聴しましたが、『『ヨイショ・ヨッコイショの言葉』は年寄り臭いし、格好よくない。例えば椅子から立ち上がる時に『サァットー』と言って直ぐに立ち上がると気持ち良いし、何と言っても格好良い！　周りの人にとっても気持ちが良い」と佐藤先生は仰いました。其れ以後、普段でも山登りしている時でも「ヨッコラショ」「ヨッコイショ」は殆ど言った事がありません。人間は習慣で生きるものです。良い習慣は一生の宝です。偶々お会いした人が、とても印象に残る立ち居振る舞いをしておられたとします。良いな！と思ったら先ずは、こっそりとやってみる事が必要ではないでしょうか？　続く続かないは別として……。「縁は異なもの味なもの」との言葉があります。「袖触れ合うも多生の縁」という言葉もあるぐらいです。経験を生かすも殺すも自分次第です。

ナンバ歩きに出会って19年、街で歩いている時も、山を歩いている時も何時もナンバ歩きの事を考えています。歩くくらいの事で何を大層な、と言われる方が殆どです。でも、17世紀のフランスの思想家・哲学者・数学者・発明家・実業家であるパスカルは「人間は考える葦である」と言いました。人類は発展してきましたが、先ず人間は歩いて行動し、考えて、生活して子孫を残して発展してきました。そう考えると面白いですね！

そして山登りでは、ナンバ歩きに限らず普通の歩き方の場合でも、どこに次のスタンスを置くか、そして10～20m先は如何になっているかを常に考えて歩きます。其れをやっていない方は、今後は脚下照顧《きゃっかしょうこ》だけでなく、其の先もご覧になって下さい。そうする事によって、道を間違える事も大概しなくなります。ひいては遭難しない登山となってくるのです。

もう一つ大事な事は、登山ではナンバ歩きをするしないに拘らず、常に考え乍ら歩く事です。街中等の知っている処を歩いている時は余り考えていないものです。里山・自然歩道を含む山登りで絶えず変化ある処を歩く時は即ち、常に考え乍ら歩かざるを得ません。壮年・老人と言われる吾々にとって、認知症にならない為の処方箋の一つが山登りであると、最近、私は強く思っている次第です。

勿論、自分だけでなく連れ合いも認知症にならないよう、お互いの為、家族の為を考えてする山登りは素晴らしい、有難いです！

そういう意味も含めますと、山登りは仕事や趣味等を継続する力、粘り強さを自然と培ってくれるのだ！と思います。山登りの縁を作ってくれた姉に改めて感謝です！

普段の生活でも車に頼り切るのでなく、歩きましょう！　街中、田舎道、どこでもナンバ歩きにチャレンジ出来ます。ナンバ歩きは壮年時代を元気よく生き抜くキッカケになる事でしょう！　私の曽祖父が生まれた頃は、忍者・飛脚以外の方も、皆様がナンバ歩きをしていたのです。日本の祖先の歩き方を今から是非試してみましょう！

例えば東海自然歩道を歩く。鉄道会社等が企画をしていて、家族連れが多く参加しています。風景・草花等が結構楽しいものです。一人で行っても参加者と気軽に話せるものです。

運動靴で十分です。足裏が喜んでくれる筈です。

尚、ナンバ歩き（特に山登りと階段上り）をする際は、唯単に軸足（右足か左足）を踏んだ時、反対の足を着地しようとする処より5～10㎝上迄上げて下さい。そうしますと、上から下への圧力で足を着地（下ろす）出来ます。慣れる迄はスムーズに行かないかもしれませんが、是非やり続けて下さいね。

好奇心をもって未経験な事にチャレンジする事は、自身の未来を明るくする事必至です！ナンバ歩きを含めて、ご自身が健康法にチャレンジする事をご家族の方々にお伝えすれば、きっとご家族も喜ばれると思います。

２ １日１回以上負荷を掛ける

全ては自分自身の為。自身の身体に充実感を感じる

学校へ通っていた時には意識した事もありませんでしたが、私が仕事に就いた頃は、周りで仕事をしている人の大半が会社勤めをしていました。私ども団塊の世代は、職場で社内旅行・野球・海水浴・スキー・山登り等に行く機会が多く、社内結婚もよくありました。私も社内結婚です。又、大阪勤務時代に所属していた暁稜山岳会では7組が結婚しました。びっくりですね。25年程前から、そういった社内行事は激減しました。此のような事が見直されると良いですね。

社内行事が減りますと、よほど身体を動かす事が好きな方を除いて、運動との御縁が少なくなってきます。車・電車・バス等を使って毎日を過ごし、あっという間に年月が過ぎていきます。

体幹は使用しないと弱くなってきます。此れは自然の摂理です。例えば子供や孫の学校や町内の運動会等、各種行事に参加し、若い時の感覚で「まだ、いける」と走ったりしますと、足がもつれてこけてしまったりします。捻挫・骨折もあり得ます。

此の本ではいろいろな運動を紹介しますが、1つでも2つでも取り組んで頂ければ、其れが身体に適切な負荷を掛ける事になるのです。其の中で自分に合った事を継続し、自身の身体に充実感を感じてくると楽しくなってきます。連鎖してくるのです。全ては自分自身の為なのです！

此の本に書いていない事でも、何でも結構です。実行するのが一番ですね！　又皆様の身内の方にもお伝え頂ければ健康寿命を延ばす事に役立つかと思います。

3

スクワット運動

下半身が充実すると、あらゆる面で役立つ事必至

70カラット（私は60歳以上の自分の年齢を「歳」ではなく「カラット」で数える事にしています）になってから、60代に比べて下半身が衰えてきた事が自身で分かってきました。其処《そこ》で、改めて下半身を鍛える重要性を知ってもらう為にもスクワット運動について書く事にしました。

色々な健康法を少しずつですが改良しました。其の中で一番良かったのが、此のスクワット運動なのです。

ラジオ体操第一（47ページ）での屈伸運動は、とても軽い運動だと確信しました。

スクワット運動では、足幅は肩幅より少し広くします。そしてラジオ体操と同じように手を外へ振りますが、肝心なのは此の後です。

私はお尻を膝の位置よりもっと下げます。此れ以上下げられない処迄下げるのです（和式トイレにしゃがむ状態迄お尻を下げれば完璧です）。此れを10回から段々に増やして、鏡の前で歯を出して笑顔になり乍ら36回やります。可なりキツイです。1～2分小休止します。そして又36回やります。

夏場は汗ばみますので、運動後はシャワーを浴びています。此の原稿を書いている令和4年は残暑がきつかったので、朝だけやっていました。気候が良くなったら、夜、お風呂に入る前の万歳ショウ体操（38ページ）・踵落とし（52ページ）の後に36回を2セット、合計72回やります。此れは結構効果があります。令和4年10月9日、百名山である岩手県の岩手山（標高差1400m）を登山しましたが、此のスクワット運動のお陰で意外と楽に登れました。決して無理してやらないで下さいね。私も徐々に増やしていったのです。無理は禁物です。分割方式も良しです。自分に合ったやり方が大事です。

下半身が充実すると、あらゆる面で役立つ事必至でしょう！

ユーチューブで色んな方がスクワット運動をやっておられます。お気軽にご覧下さい。気に入ったやり方が一番です。

④ 四《し》股《こ》踏み

素足でやるのが一番だが、冬場は靴下を履いても

下半身を強化する為に四股踏みを5年程前からやっていますが、1年前、ユーチューブで力士の四股踏みを拝見しました。其のレベルが余りに高いので、私のやっているのは、とても四股踏みとは言えないと痛感しました。

入門した力士は親方、先輩等から厳しく指導され、言葉に尽くせない鍛錬を実践します。身体を柔らかくする為の股割りも其の一つです。大きな身体が硬ければ怪我を負い易く、一旦怪我をすれば稽古が十分に出来なかったり休場に至ったりして、大成出来ません。

力士は一般成人男性の摂取カロリーの3～4倍を摂り、さらに大きな身体を作ります。私は個人的には、ウルフと呼ばれた横綱、今は亡き千代の富士関くらいの体格で相撲を取って欲しいと思います。さらに余談ですが、千代の富士を彷彿させる若隆景《わかたかかげ》関には、大関以上を

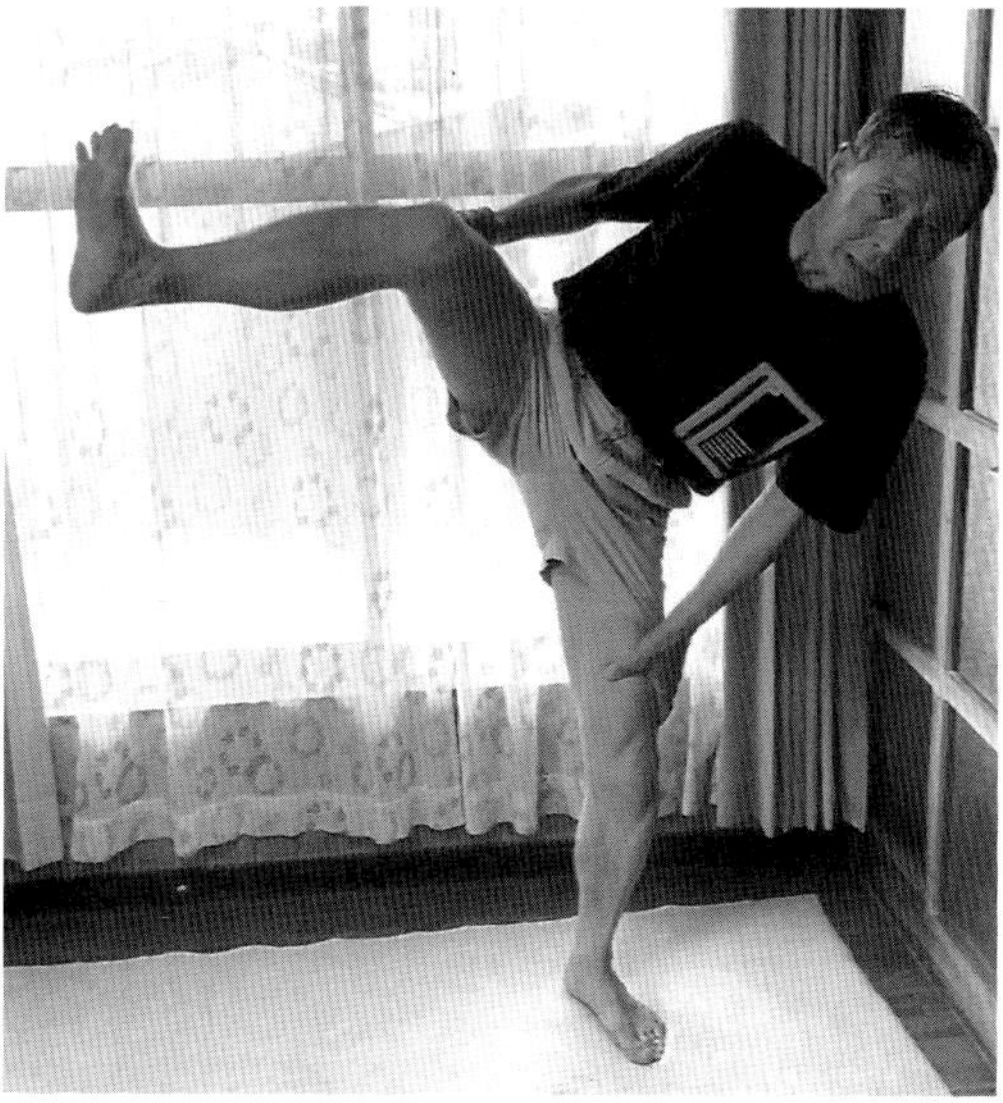

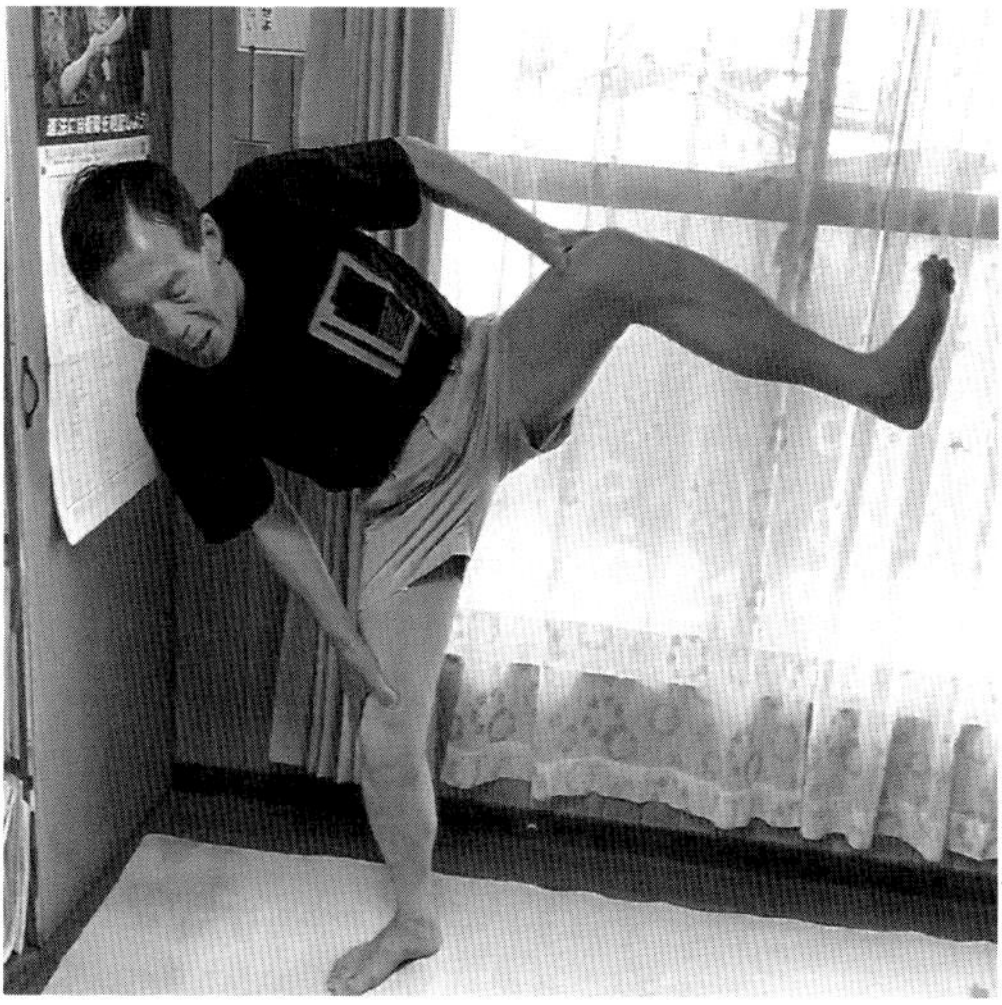

片足に重心を乗せ、ゆっくりと足を上げていきます。

期待しています。

さて、四股踏みをやっていると奥が深いと感じます。少しでも高く足を上げようと思うのですが、途中で不安定になってぐらつく事も多く、やり直します。5年程、朝にラジオ体操等をやった後、全くの我流で30回程続けています。夏場は汗が出てくるので、日が当たらない所でやります。冬場は寒いので、なるべく暖かい所でやります。ユーチューブ等で知識を深めて、其れを実践するようにしています。

力士が四股を踏む際に、巨大な身体で足を上げる事にはびっくりです。特に関取の阿炎《あび》関は、足先が高く綺麗に伸びます。しなやかに四股を踏む様は、感激するぐらいの美しさです。最近分かった事ですが、右足を上げた時に膝の後ろへ右手を添えると体位が崩れにくく、少し足が高くなります。少しでも上手に四股踏みをやれるようになりたいです。下半身強化にはもってこい、と思ってやっています。

令和4年の夏からは、足を上げた時ぐらつかないようにする為、右足を上げる際に右手は真っ直ぐ上へ伸ばしてから右足を上げるようにしました。そうしますと、ぐらつきが無くなりました。左足を上げる際には左手を真っ直ぐ上へ伸ばしてから左足を上げてみて下さい。

素足のほうがすっきりして足も少しですが高く上がるので、本当は素足でやるのが一番ですが、冬場は寒いので靴下を履いてやっています。

5

万歳ショウ体操（位田流）

お腹と両手に運動をしている実感が

4年程前、以前から親交のある、小牧ＩＣ近くの地主様のお宅を訪問した処、偶々ご主人は不在で奥様とお話ししました。２人で健康法の話となりました。奥様は「スワイショウ体操」を行っているとの事で、実践をまじえてご教示頂きました。

奥様は認知症予防の為に此の運動をやっておられました。ご主人はやっておられないとの弁でした（吾が家でも、私が実践する健康法を妻はしません）。

先ず、足を肩幅より少し広めに開いて立ちます。両手を前へ肩の高さくらい迄上げたら、次は下げて後ろへ伸ばせるだけ伸ばします。此れが一括《くく》りです。姿見等の前でやると良いでしょう。此れを30回やっておられるとの事です。極めて単純な運動です。

其の日から朝晩30回ずつ実践しましたが、余り負荷が掛からない事が判明しました。其処

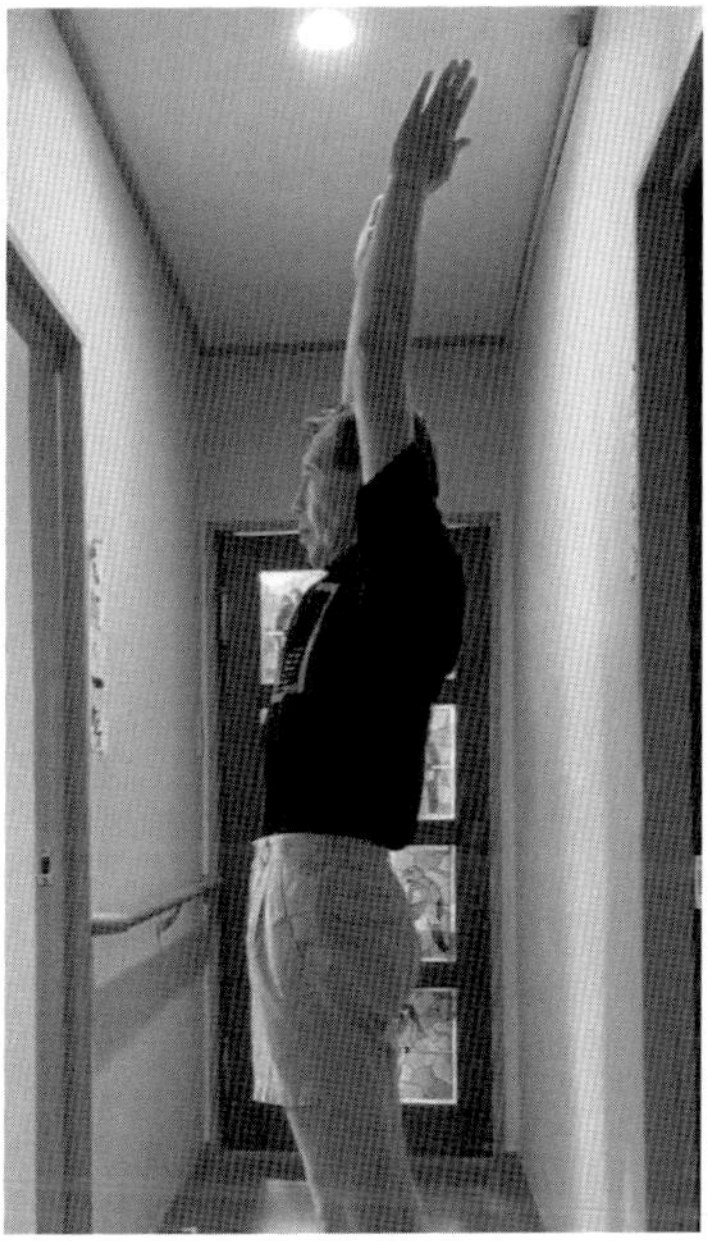

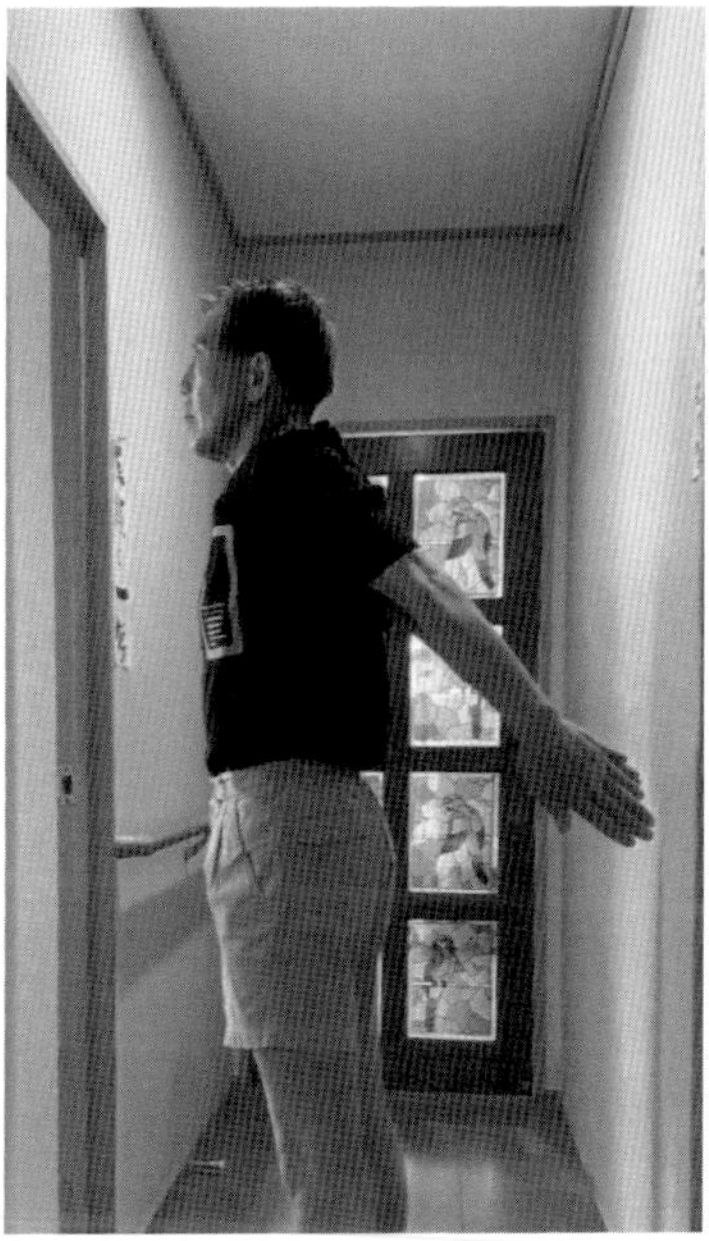

両足を肩幅以上に開き、両手を耳の横を通って真っ直ぐ上へ伸ばし（指は揃える）、少し停めてから両手を下げて右図の処で停めます（1回）。其の繰り返しです。

で30回を60回に増やしました。此れを半年余続けました。しかし、回数のわりに頼りないというか、充実感が出てきません。ふと「万歳」の動きが頭に浮かんでまいりました。万歳をするように手を下からグッと上げ、其の姿勢を少し保持したら下げます。此れで一括りです。

万歳をすると、お腹と両手に運動をやっている実感があります。此れを私は「万歳ショウ体操」と名づけ、朝晩60回ずつ、1年半程続けました。半年余前から朝晩各100回に増やしました。大体3分程掛かります。此れを風呂場横の洗面所の前で鏡を見乍ら行っています。其の時の両手ですが、指5本をくっ付けてやって下さい。しゃんとします。なるべく笑顔でやるようにしています。歯を見せると笑顔になります。

山登り等の際によく写真を撮りますが、其の際に歯を見せるのを3年程前から実践しています。仲間の方にも「歯を見せてね!!」と言います。笑顔で写ると、後で写真を見た際にとても印象が良いからね、とお伝えしています。

というのも4年程前迄は、私は写真を撮ってもらう時に口を塞いでいました。写真を見て、自分がしかめっ面の怖い顔をしている事に漸《ようや》く気付いた次第です。若い時に気がつかなかった事を悔やんでいます（勿体ない事をしていた！）。

此の運動をする際には、ストップウォッチを使います。

夜等は「今日はサボろうかな」との気持ちが少しでますが、大概やっています。やってみると、やはりやって良かった！と思えてくるから不思議です。

やはり人間は、やろうか、やめとこうか?と迷った時、やったほうが気持ち良いものです。

中村天風先生の積極精神！

私はやりませんが、マラソンをする人は、大会出場の為にハワイ等遠方へ費用を掛けて行っておられます。友人からは体内モルヒネが出るから癖になってしまう、と聞いています。麻薬等に頼らなくて、自身の内側から気持ち良くなるのはとても良い事ですね！　体調が良くなり、身体も喜ぶのですから、とても有難いです。

此れはどんなスポーツにも当て嵌ります。勿論文化的な趣味にも打込んでやっている（時間も忘れて?）のは楽しい事ですね。

⑥

マエケン体操

何か良いやり方はないかな？と考える事は楽しい

ＰＬ学園から広島カープのエースへ、そして今は大リーグでも活躍されている前田健太投手。彼がグラウンドに入って先ずやるのが「マエケン体操」だそうです。私は阪神ファンだった事もあり、広島にエースとして前田健太投手がいる事は知っていましたが、マエケン体操については恥ずかし乍ら全くもって知りませんでした。

平成28年に前田健太投手が大リーグにデビューし、グラウンドに出た際、独特の体操をやる事から、アメリカ人の前田投手ファンがマエケン体操をやるようになりました。

其れがテレビで放映され、私も漸く知る事になりました。恥ずかしい限りです。

其れ以来、我流で始め、5年余になります。前田健太投手によると、やるのは両手廻し10回でよく、出来れば一日にあと1～2回やれば良いと言っておられました。折角ですから、私は30回やっています。

1年程前にユーチューブで、前田健太投手本人によるマエケン体操を拝見しました。其のうえで、此のようにやるのだ、と我流で少し変えました。2か月程前にはユーチューブで腹式呼吸のやり方を見て、少し学びました。マエケン体操の生みの親である荒木和樹トレーナーによると、此の体操は肩甲骨回りの運動だそうですが、私は肋間筋を強化というか、柔らかくする効果もあるのでは、と思った次第です。

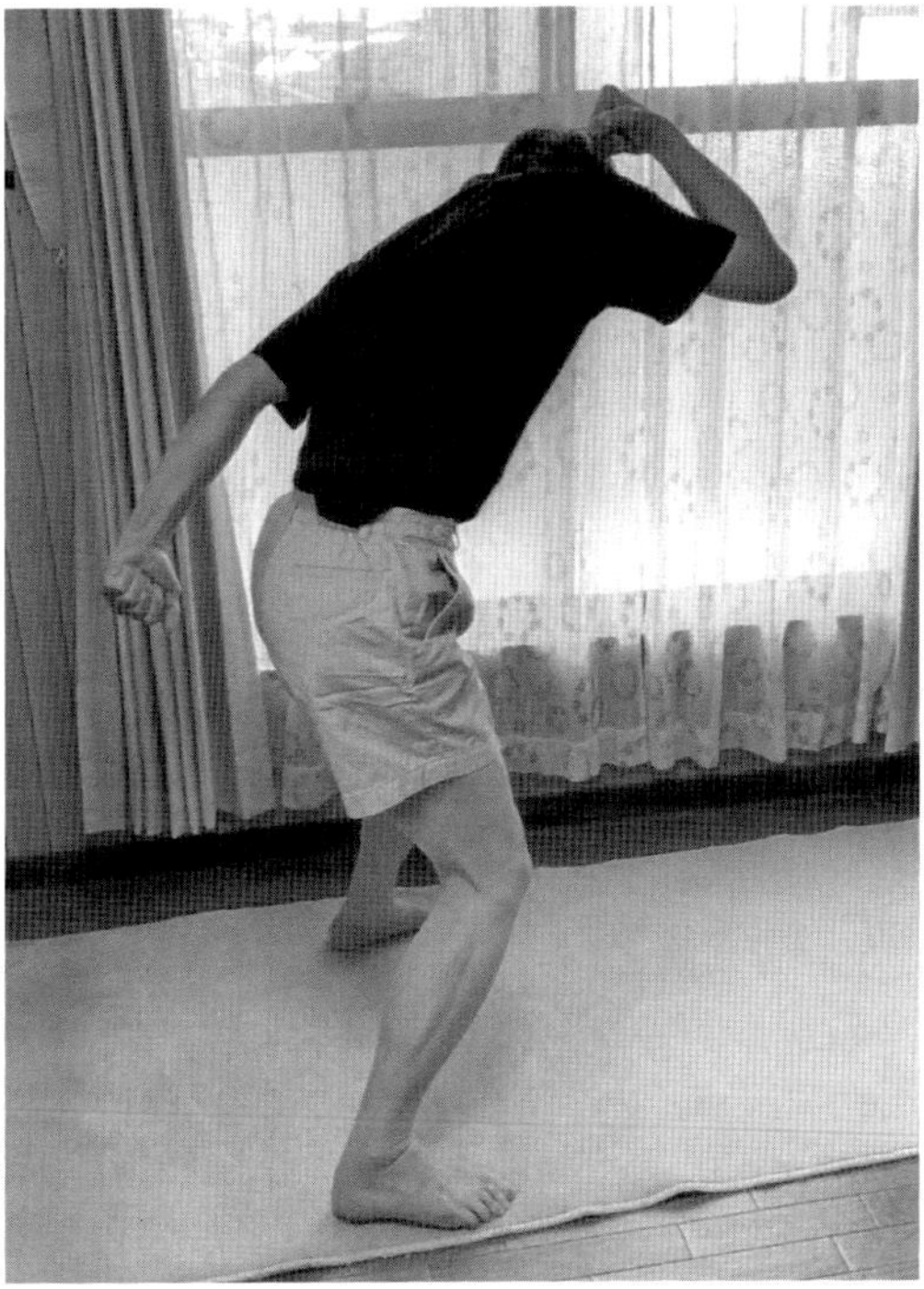
両手をグーにし、右手の肘を曲げて右前の上方へ（耳の横を通って）。次に左手も同様にし、其れを繰り返します。

話を元に戻します。マエケン体操は、肩幅より少し広めに足を開いて立ち、やや前屈《かが》みになって左右の肩甲骨を交互に大きく回します。ピッチャーがボールを投げるのと同様、肘《ひじ》が先に動き、後から手首がついてくるように動かすのがコツです。

他人には聞こえないかもしれませんが、私がやると右肩の後ろのほうでボキッと音がします。左肩のほうは音がしません。不思議です。普段、如何に肩回りを動かしていないか！を実感します。興味のある方は「前田健太投手のマエケン体操」をユーチューブでご覧下さい。

そして前田健太投手が一流になる為の奥義もユーチューブで教えて下さっています。お人柄が良くてお話もとても良いです。彼がＰＬ学園で1年から甲子園に出場していた事を、初めて知りました。ＰＬ学園時代にチェックの為に病院へ行った際、コンディショニングコーチの立花龍司氏に出会います。立花氏からは「トレーニングをやると、もっと良くなるよ。ドラフト掛かるよ」と言われたそうです。其の後、彼は16年以上に亘って地道なトレーニングを続け、結果を出してきました。まさに継続の偉大さを痛感する次第です。

そして、ＰＬ学園野球部時代に荒木和樹トレーナーが此の体操（マエケン体操）を部員全員に教えると、前田健太投手は継続したものの、他の選手は笑って真面目に取り組まなかったと言います。しかし、今日の彼の活躍を見ると、其の効果は当然の帰結と言えるでしょう。

前田健太投手が偉いのは、マエケン運動をチームメイトは勿論、私ども一般人にもユーチューブでご教示下さっている事です。是非ご覧になり、やられてみては如何でしょうか？

前田健太投手は、もう一つ運動をご教示下さいました。

足幅はマエケン体操と同じです。先ず上体をやや前屈みにします。そして手を真っ直ぐ前へ伸ばします。手は5～10㎝くらいの間隔です。ゆっくりと両手を広げ、右手左手が一直線になるようにします。此処迄の動作では、鼻から息を吐きます。3秒程其の体勢を保ちます。其れからゆっくりと元に戻します。此の時は鼻から息を吸います。此処で又3秒程体勢を保ちます。其れから又ゆっくりと両手を一直線になる迄広げます。息を吐き乍ら3秒程

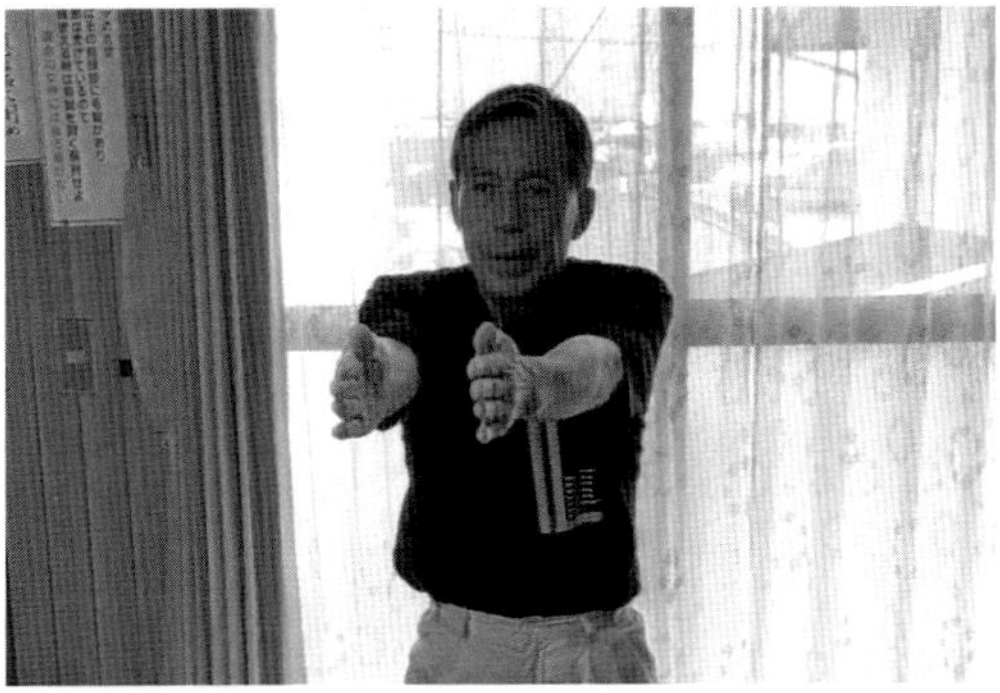

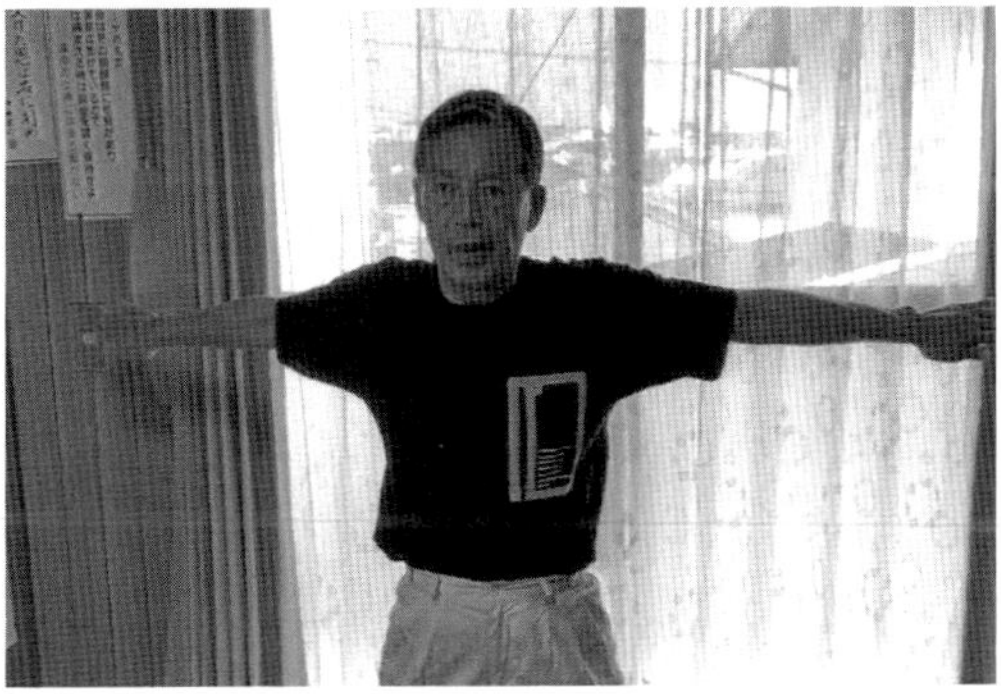

前へ伸ばした両手を息を吐き乍らヒコーキの翼のように一直線に拡げ、息を吸い乍ら両手を元に位置へ戻します。

体勢を保ちます。此れを5回程繰り返します。楽なように思いますが、意外と大変です。

腹式呼吸との組み合わせが、効果を高めてくれます。此れは前田健太投手のやり方を私なりにアレンジしたものです。此のように、言われた事や教えられた事だけをやるのではなく、何時も何か良いやり方はないかな?と考える事は結構楽しいものです!

7 ラジオ体操第一

ぱっと気持ちを定めて取り組めば、やはり気持ち良い

朝、私の職場では朝礼の後にラジオ体操をやっています。NHKのラジオ体操をやった事がない方は殆どおられない筈です。幼稚園や保育園でやっていたかは覚えていませんが、小学校ではクラスごとに体育の授業で、又運動会の時等は全校生徒が揃ってラジオ体操をやったと、おぼろげ乍ら覚えています。私どもは自営業ですので、朝2人揃ったらパソコンの動画、音声でラジオ体操をします。

ストレッチ運動と比べ、ラジオ体操では結構反動をつける事が分かります。ラジオ体操の良さは、普段余り使わない身体の部位を簡単に動かす事です。

しかし乍ら其の際、手を抜いて体操しておられる方が結構います。此れは勿体ないですね。真剣に取り組めば、自分の身体が喜ぶのです。気持ちも良くなります事必至です！

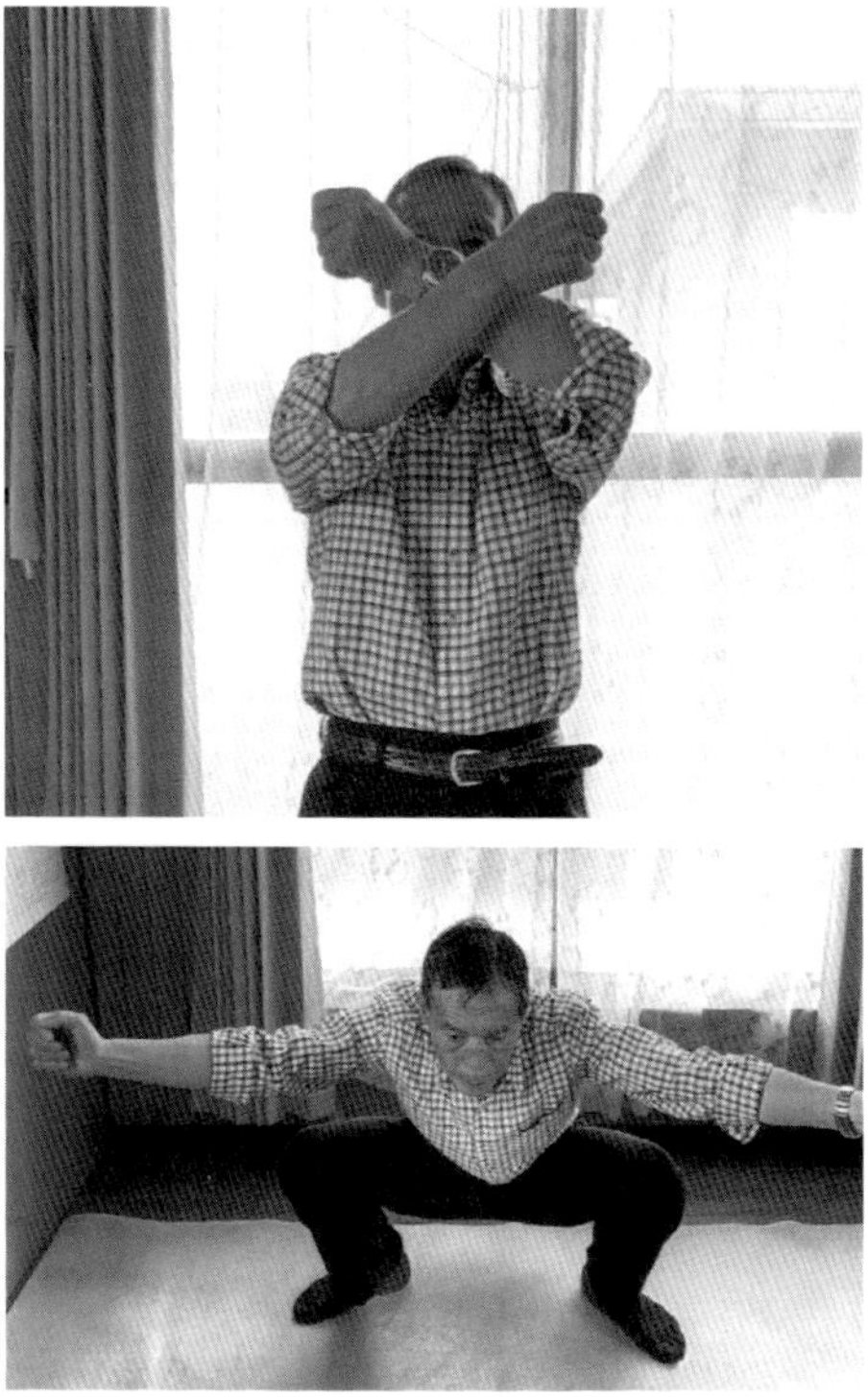

膝の屈伸運動です。お尻を徐々に下げましょう！

ぱっと気持ちを定めて、ラジオやテレビ、パソコンやスマホなど、何でも良いのです。あの音楽を鳴らし、朝の内に取り組めば、やはり気持ち良いものです。特に年を重ねると、やらない方が殆どではないでしょうか？

私が主宰する山の会では、時々山行の出発前にスマホで音楽を鳴らして皆でラジオ体操をやっていました。身体を解してから登山する事はとても大事だと思っています。みんなでやる事が又良いのでしょう！　登山に限らず、怪我も少なくなるでしょう！　其の日を有効に、健康で気持ち良く過ごす為に、欠かす事は出来ないと思っています。特に身体の柔軟性は大事です。

又、年を重ねますと骨が弱くなります。特に女性は骨粗しょう症のリスクが上がります。

30年程前、端唄《はうた》の稽古仲間である75歳くらいの女性と信号を一緒に渡っていた時の事です。彼女が転び、手を骨折されました。笑えない話なのです！

私はどちらかというと身体が硬いほうでした。30歳頃から、我流ですが色んな運動をするようにしました。毎日少しずつやる事によって、身体が柔らかくなってきました。

「自分の身体は自分で守る！」。此の気構えで毎日好奇心をもって、他人の良い話を聞いたらやってみて、良かったら続ける。其れを工夫してみる。其れの繰り返しでしょう。やってみると結構気持ち良いのです。身体が喜んでいるのを実感出来るのは、有難い事ですね！奥さんや仲間とするのが楽しくて良いでしょうね！

⑧

ぶら下がり健康法

継続する事で背筋が伸びてくる

子供の頃に学校で鉄棒運動をされた方は多い事でしょう。私は余りやりませんでした。理由は下手だったからです。私は跳び箱も大嫌いでした。跳び箱の手前で急減速し、跳び箱の上に乗ってしまいました。恐かったし、鈍かったのです。運動会がとても嫌だった事を覚えています。

さて、息子が25年程前に、階段の下のほうにステンレスパイプを備え付けました。其れにぶら下がるだけです。極めて簡単ですね。ステンレスパイプを買ってきて階段の処へ設置するだけで、誰でも年と共に衰えてくる握力を鍛える事が出来るのです

と言っても、こういう事には得手不得手があります。自分で設置出来ないようでしたら、身内や友人にお願いしましょう！

此のぶら下がり健康法で、背中（背骨）を真っ直ぐに矯正出来るのではないでしょうか。慣れてきますと、気持ちの良いものです。背中を伸ばすのは結構効果があるのです。通常は15秒ぐらいやっています。一日に1回だったり、もっと多くしたり、適宜やっています。階段の上り下りのたびに目につくので、やろうとすれば何回でも出来るのです。継続する事で握力が衰えにくくなり、背筋が伸びてくる気がします。1年程前から、此の鉄棒にぶら下がるときに腹式呼吸をするようにしました。一挙両得です。

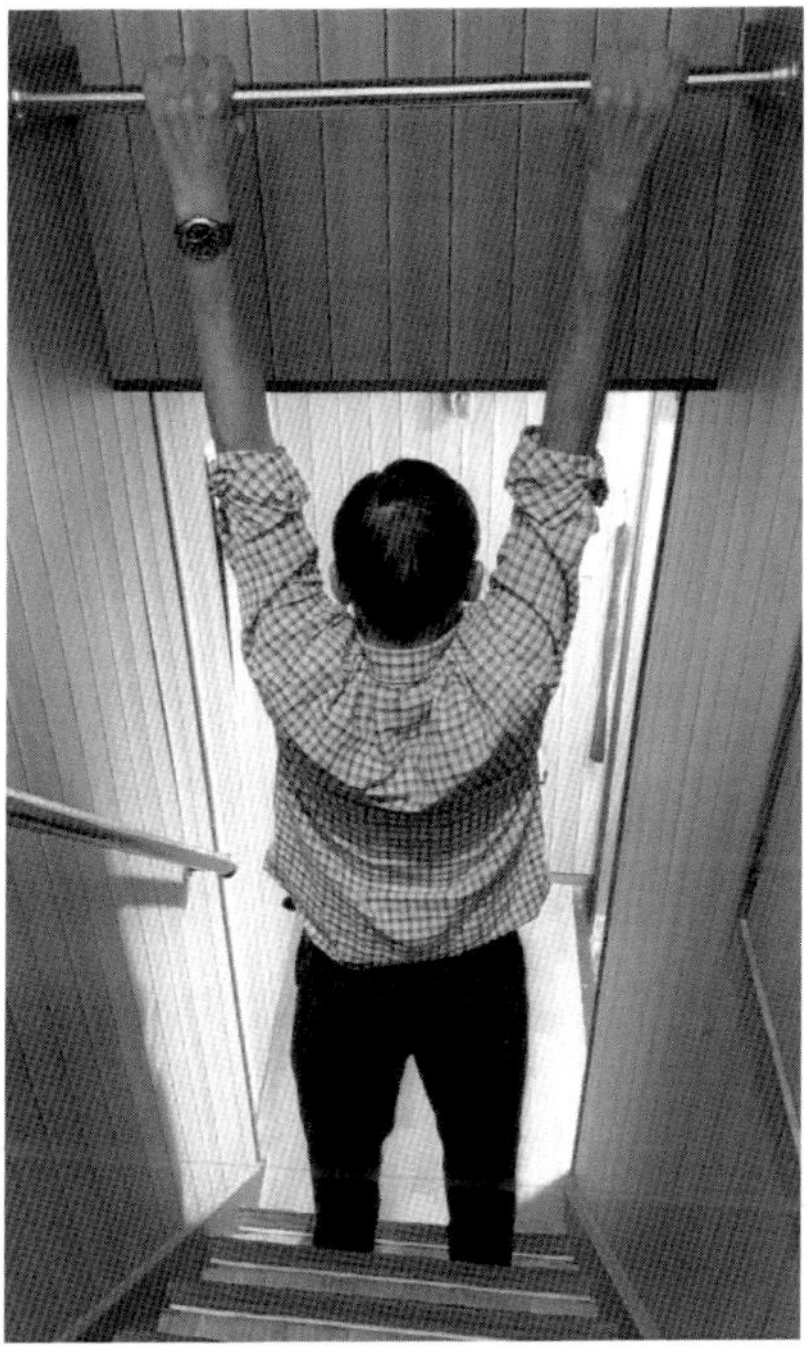

両手を肩幅か其れ以上に開き、腕は耳の横になるようにして全身を伸ばしましょう！

関係ない事ですが、私は成人した時に比べて身長が1㎝余低くなっています。

家に階段がない方は「ぶら下がり健康器」を買われたらどうでしょう。購入した場合の弊害は、或る程度場所を占領する事と、費用が掛かる事ぐらいです。

9

踵《かかと》落とし（位田流）

体幹と脳幹を鍛える事で認知症予防の可能性も

此の踵落としも、認知症を予防するとの情報を知人から得た事をきっかけに始めました。スワイショウ体操（38ページ）を紹介してもらって間もない頃でした。肩幅よりやや広めに足を開いて立ち、「踵を上げてドスンと落とす」のが一括りです。此れも30回からやり始めました。姿見の前でやると良いでしょう。

ちょっと気をつけなくてはならない事が二つあります。

一つ目は、ドスンと踵を落とす為、可なりの衝撃がある事です。私の体重は高校時代から53～55kgぐらいで安定していますが、其れでも床がドンと鳴ります。

ですから、踵を落とす際は根太のある処を狙うようにしています。そうしないと、毎朝晩100回くらいドスンと踵を落としているので、床が傷みます。そうなりますと、家の修繕費が掛かってしまいます。足を落とす場所の見極めが大事ですね！　尚、マンションやアパートに住んでいる方は階下に迷惑の掛からない場所や屋外でやってみて下さい。

二つ目は、音の事です。朝は妻も起きていますので問題はありませんが、夜、私は入浴前に行います。此の時、戸を閉めないでやっていたのですが、翌日妻より、ドスンと大きな音がして目が覚めてしまった、と苦情の言葉がありました。其れからは寝室との間の３つのドアを閉めて行っています。

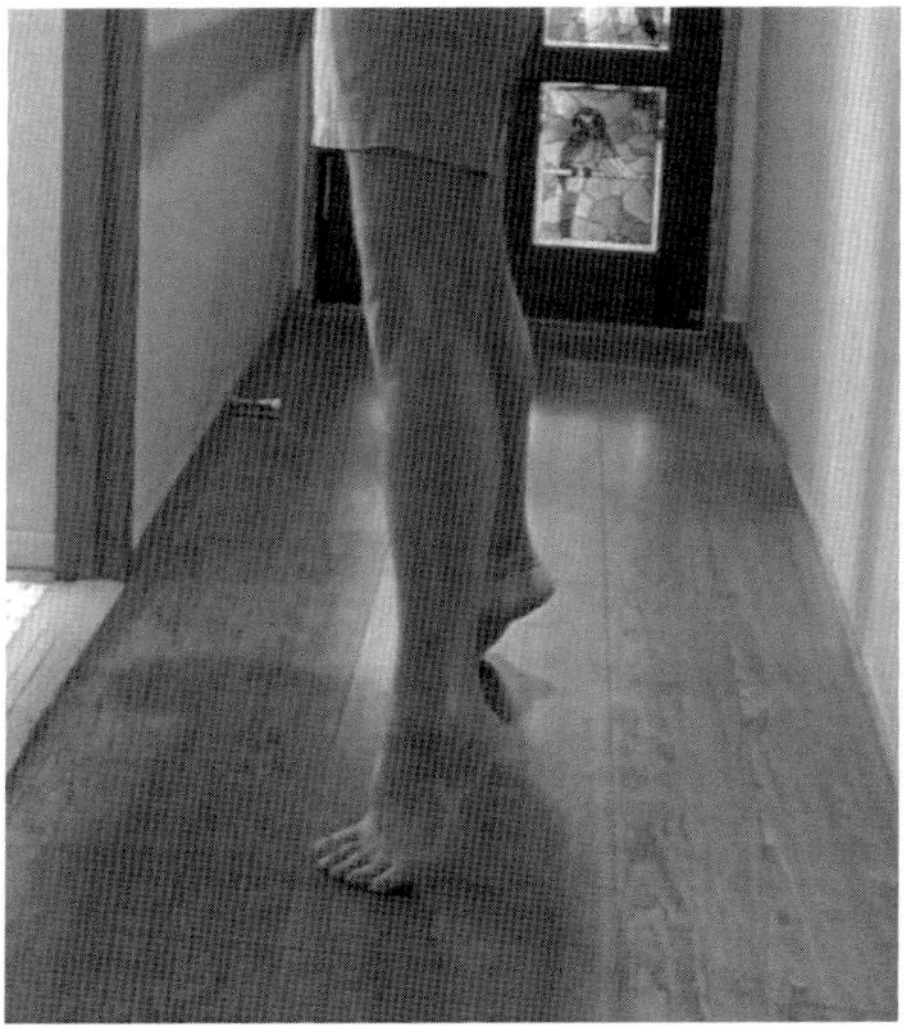
両足を肩幅以上に開いて、つま先立ちし乍ら両肩を後ろから回し、ドスンと踵を落とします。

此の踵落としも、２年程続けた時に何かしっくりしない感じがしてきました。試行錯誤の末、踵を上げる際に、両肩を後ろから回すように上げる事を思いついて実行しました。此れは凄く良いな！と納得しました。其れからは此のやり方で、踵落としを実践しています。

此の運動の一番大事な効能は、認知症にならない事です。踵落としを継続すると、体幹がしっかりしてきます。

背骨には神経の束が通っています。此の神経を傷める事で体のあちこちの部位に痛みや痺れが生じ、多くの方が治療に通っておられます。実は妻もすべり症で、週に2回、瀬戸市等迄治療に通っています。

もう一つの効能は、脳幹を鍛える事が出来る事です。踵が床面にドスンと着くと、振動が背骨を通って脳へ伝わります。つまり、体幹と脳幹を鍛える事になるのです。だから認知症を予防出来るのだと思われます。

30年余前に戸塚ヨットスクールで有名な戸塚宏先生のお話を聴く機会がありました。戸塚宏先生は此の世の中にとても必要な御方と思い、先生の講演を聴く会の事務局を5回余担当しました。ですから愛知県知多郡美浜町の戸塚ヨットスクールへ見学等に参りました。夏、信州の確か木崎湖で戸塚ヨットスクールが合宿をやっているので、登山で白馬岳のほうへ行く途中に差し入れをした事もあります。戸塚先生は「脳幹論」という本も出されていました。生徒の脳幹が弱いので、ヨットスクールで其の脳幹を鍛える為の合宿だったのです。

余談ですが、昨年2月に逝去された石原慎太郎氏も戸塚先生を応援されていました。

残念なのは、戸塚先生はヨットスクールの生徒を褒める事はゼロという事でした。其れは先生の信念でしたが、其れで戸塚先生と私との縁は残念乍ら切れました。

話は戻ります。其れ迄、私は接骨医の処へ1か月に2回程通院していました。しかし乍ら、踵落としをやり始めてから肩こりがなくなったのです。此れはとても有難いです‼　通う時間・費用を要さず肩こりがなくなった次第です。

尚、本書で私がお話しする健康法には費用がかかるものもあります。此の事をご承知頂ければ幸いです。

⑩

ふくらはぎ強化法

「こむら返り」を防ぐ為に普段から鍛えておく

寝ている時に「こむら返り」をおこした経験は、どなたでも1度や2度はあるかと思います。此れも年齢を重ねると頻度が高くなるのでは？

山登り中に、こむら返りがおきる事もあります。令和3年秋、新穂高温泉（1200m）から笠ヶ岳（2898m）へ登る途中で、2度やってしまいました。芍薬甘草湯を持参していたので、直ぐに水と共に飲みました。此の効果は抜群です。人づてに聞いており、とても助かりました。

こむら返りは、筋肉疲労、血行不良、冷えや脱水、ミネラルの不足等が複合的に絡んでおきます。一つの対策で済むものではありませんが、普段からふくらはぎを鍛えておけば一助となるでしょう。

私は以下の2つの運動で強化しています。

柱に手を押しつける

①柱や壁に1m程離れて対面し、肩幅より少し広めに足を広げて立ちます。そして両腕を肩の高さくらい迄上げ、腕をグッと伸ばして柱に置きます。此れは余り負荷が掛かりません。5秒程やります。

②右足を出来るだけ上げ、5~10秒程維持します。左足のふくらはぎに負荷がかかる事が実感出来ます。

③右足を柱と左足の真ん中に置き、左足にグッと力を入れます。此のほうが足を上げるより負荷がかかる筈です。負荷を掛けないと、ふくらは

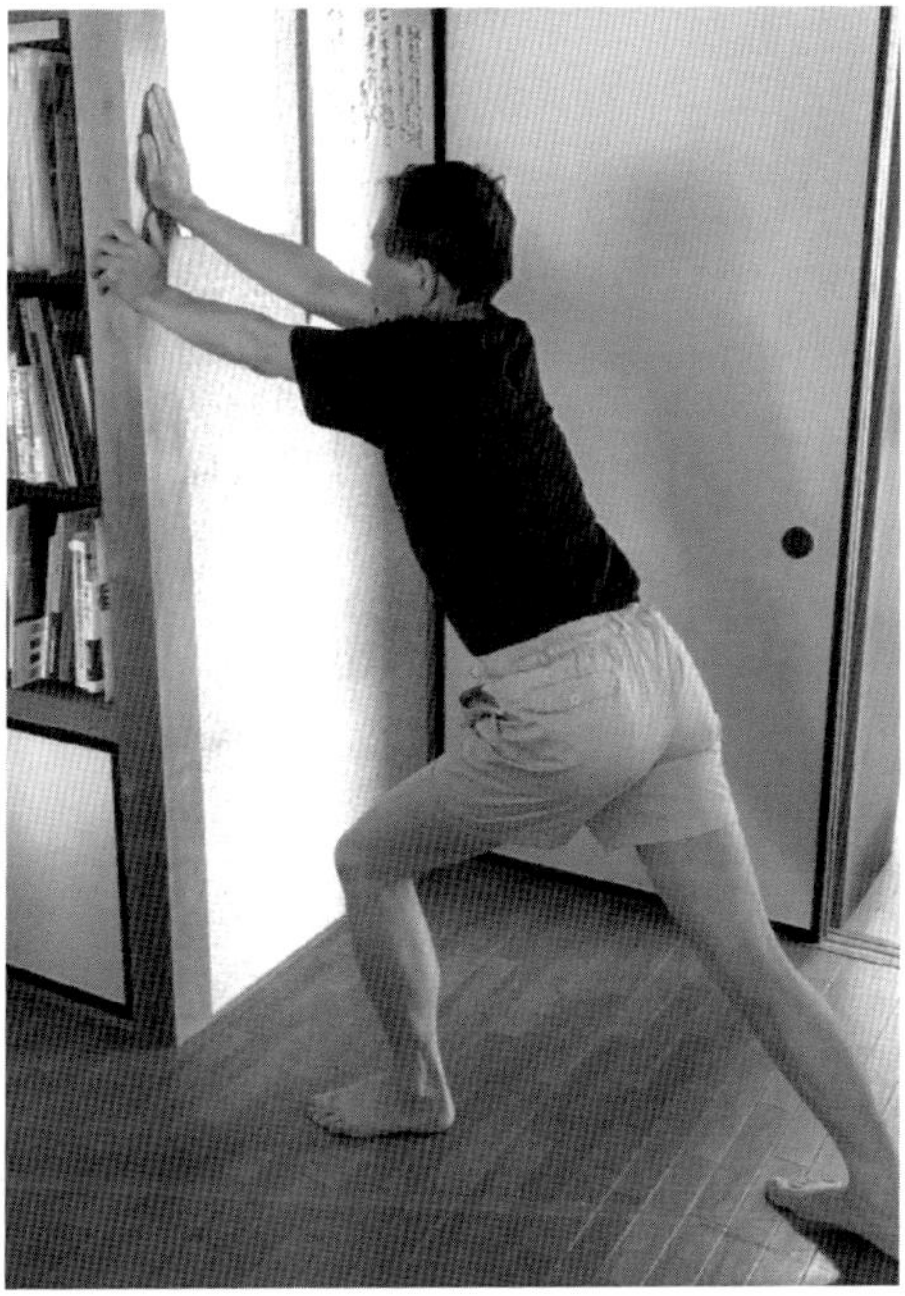

柱に手を当て、片足を前にして押し込む事でふくらはぎを強化出来ます。

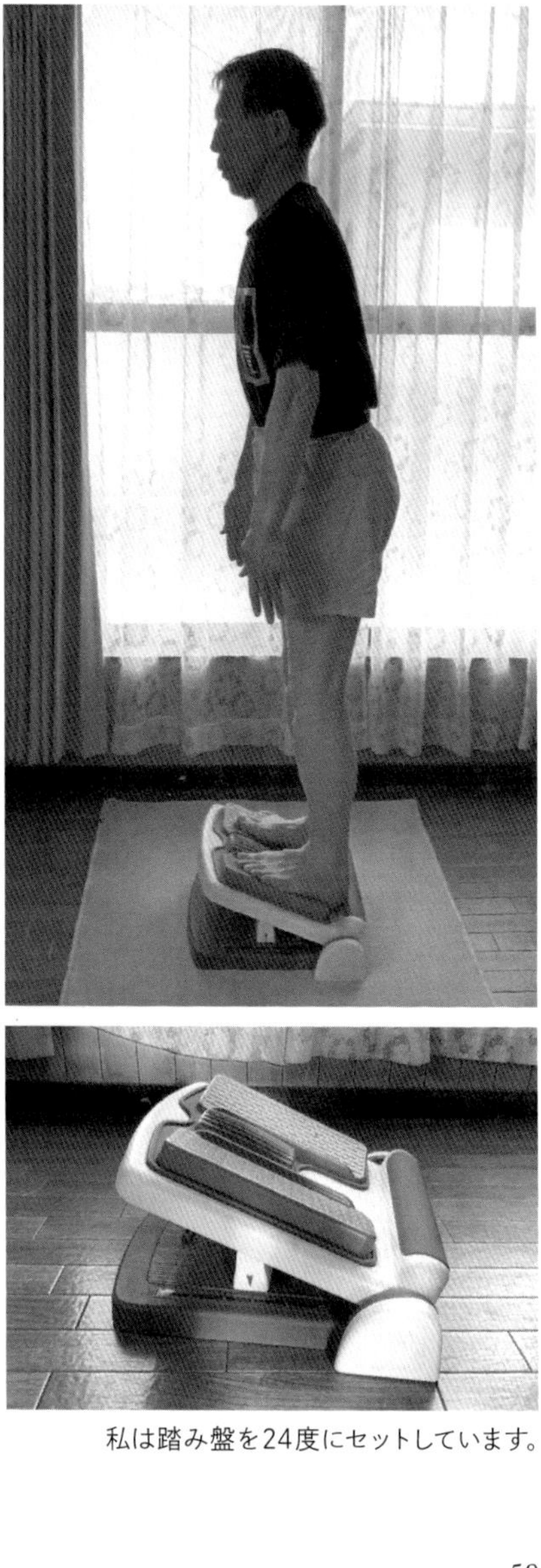

私は踏み盤を24度にセットしています。

ぎ強化法になりません。

④右足を戻して、今度は左足を出来るだけ上げます。此れも5～10秒程維持します。

⑤左足を柱と右足の真ん中に置きます。そして腕をグッと伸ばし、右ふくらはぎにグッと力を入れます。

極めて単純です。其処そこやったという実感がでます。もう一つ付け加えると、運動の際に顎をグッと引きます。時間に余裕がある時に、何時でも取りかかると良いでしょう。私は、山登りでは登山口を出発する前に、駐車した自分の車（プリウスα）の側面を利用して此の運動をやっています。道具も要らず、お金も掛からないのです。

踏み盤を利用する

斜度は手動で15度、18度、20度、24度、30度、39度にする事が出来ます。私は通常は24度で行っています。前は20度でやっていましたが、不満足になってきたので24度に変更しました。10～20秒ぐらいです。姿勢をシャンとしてやる事が大事です。背骨を頭にかけて真っ直ぐに伸ばします。何事においても姿勢が悪いのは格好よくないです。此処でも顎をグッと引きます。

踏み盤は事務所に置いてありますので、朝のラジオ体操（47ページ）、マエケン体操（42ページ）等の後にやっています。或る程度、時間を決めてやるのが宜《よろ》しいでしょうね。

私は此の2つを行っていますが、1つだけでも結構です。自分の好きなようにやって下さいね。

⑪

5本足指しごき

身体に悪い処があると分かります

30年余前に、岐阜県恵那市・中津川市方面の経営者の方が中心となって「21世紀クラブ」が設立されました。

28年前、私が愛読している月刊誌『致知』に、其の21世紀クラブで坂村真民先生・鍵山秀三郎先生等の講演があるという記事があり、恵那市民会館へ当時高校生の息子と共に参りました。其れがきっかけで21世紀クラブに入会しました。岐阜県東濃地域の経営者が中心でしたが、名古屋からの会員も其処そこいました。

鍵山秀三郎先生から「掃除道」等について学べた事は、私にとって大きな財産になっています。此のクラブで、私も発信者として色々な催しを企画・実行する事が出来ました。

其の中で、中軸である田中義人夫妻が、台湾の官有謀先生提唱の「官足法」を学ぶ集まりを催しました。当初には官有謀先生ご本人が来られました。私も其の集まりに5度程参りましたが、官有謀先生にお会い出来なかった事は残念でした。官足板等を幾つか購入しました。そして今から25年前、其の講習の中で先輩から5本足指しごきを教示頂きました。其のお陰で今も続けられている事は、とても有難い事です。

方法は、両足の5本指の足指と足指の間に両手指をグッと差し込んでしごきます。初めは先輩にやってもらったのですが、此れが堪らなく痛いのです。其れ迄自分の足指の間へ手の指を入れた事はありませんでしたから、当然と言えば当然です。

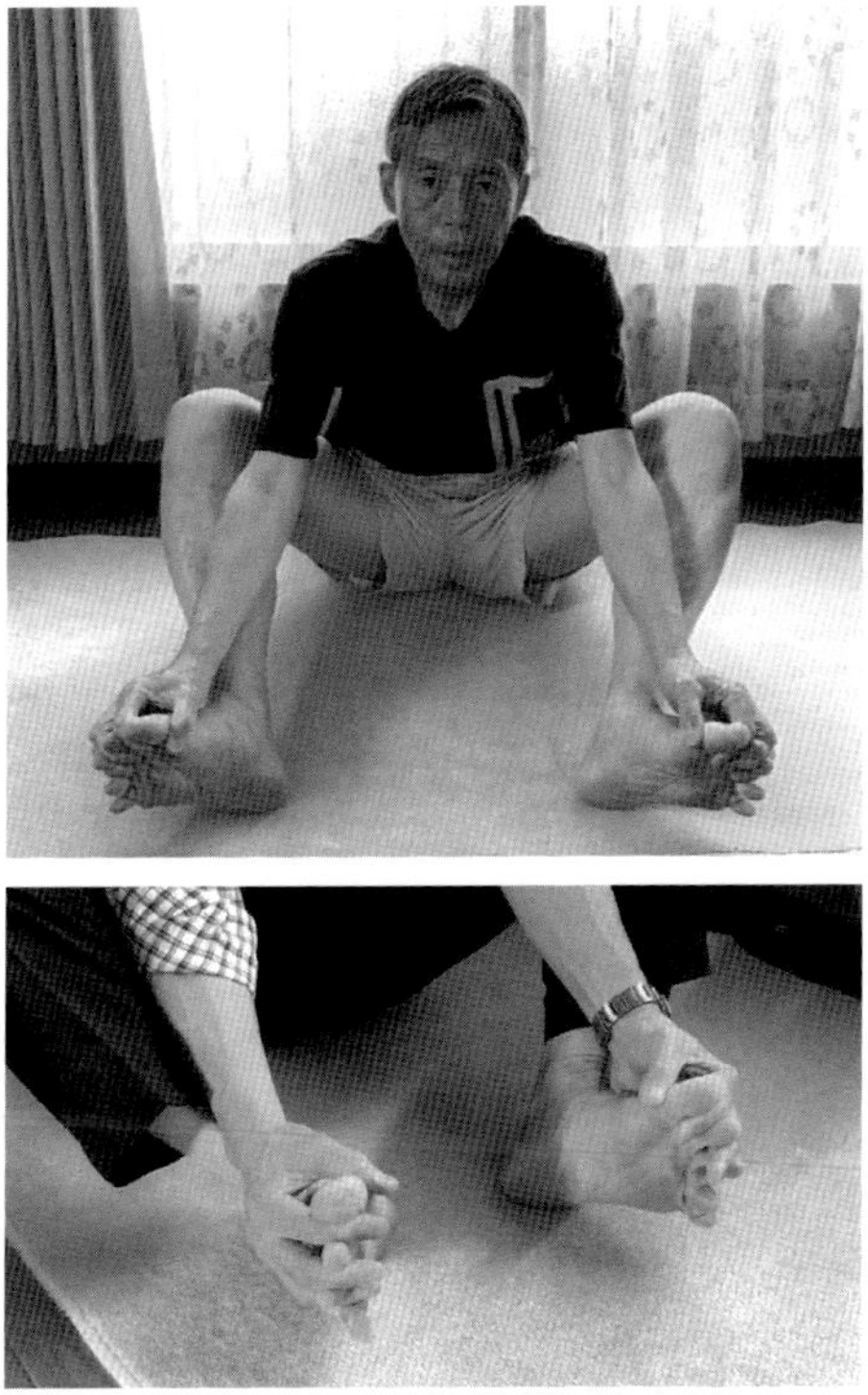
両手指を足の甲側から足指の間へ入れてしごきます。

お風呂は皆様概ね毎日入りますから、初めは痛いけれども入浴時に継続する事によって少しずつ痛くなくなってきたら占めたものです。身体に悪い所があると、悲鳴を上げるくらいに痛くなるものです。

東日本大震災の時、私は石巻方面へ何回か支援で参りました。自衛隊が設置した帆布テント内のお風呂に仲間と一緒に入っていた時、自身がやっている足指しごきを勧めました。「やって下さい」と言われ、両手で其の方の足指をしごいた処、「痛いから止めて」と言われ中止しました。他人にやってもらうのは、自分でやるよりもよほど痛いのでしょう。

私はお風呂で足指しごき以外に、親指と人差し指の間の合谷《ごうこく》と、膝の直ぐ下の窪んだ処等に指圧をしています。又、温泉泊した時に電気の足盤マッサージが気持ち良かったので購入し（2万6000円でした）、此れも1日2度程やっています。事務所では、デスクワークの際、メディカルブーツを使っています。安かったのですが、10年以上活用しています。足のマッサージはとても気持ち良いものですね。

そして5本指靴下も愛用しています。皆様は、此の5本指靴下（綿製品）を「格好良くない」と思われるかもしれませんが、私自身は満足しています。日々、此の5本指靴下を履いて充実した時を過ごす事は気持ち良いものですよ！

⑫

首ストレッチャー

就寝前に首筋を伸ばす気持ち良さ

息子が通っている名古屋市名東区の接骨院へ、私も4～5年通いました。肩がこったりしたからです。先生の治療が終わった後に、器具を使ったマッサージを2種類受けました。其の一つを紹介します。

其の器具は30㎝程の高さで、寝た状態で両足先だけを乗せるものでした。首ストレッチャーをして両足先を器具の上へ乗せると、器具がブルブルと振動します。其れを5分間やるのですが、気持ちがとても良かったです。

そんな訳で、接骨院の先生に首ストレッチャーの購入を申し込みました。1500円でした。肩がこるという姉にも一つ買いました。其の効果について、姉からの報告は受けていませんが、きっと良い効果があったのでは、と思っています。

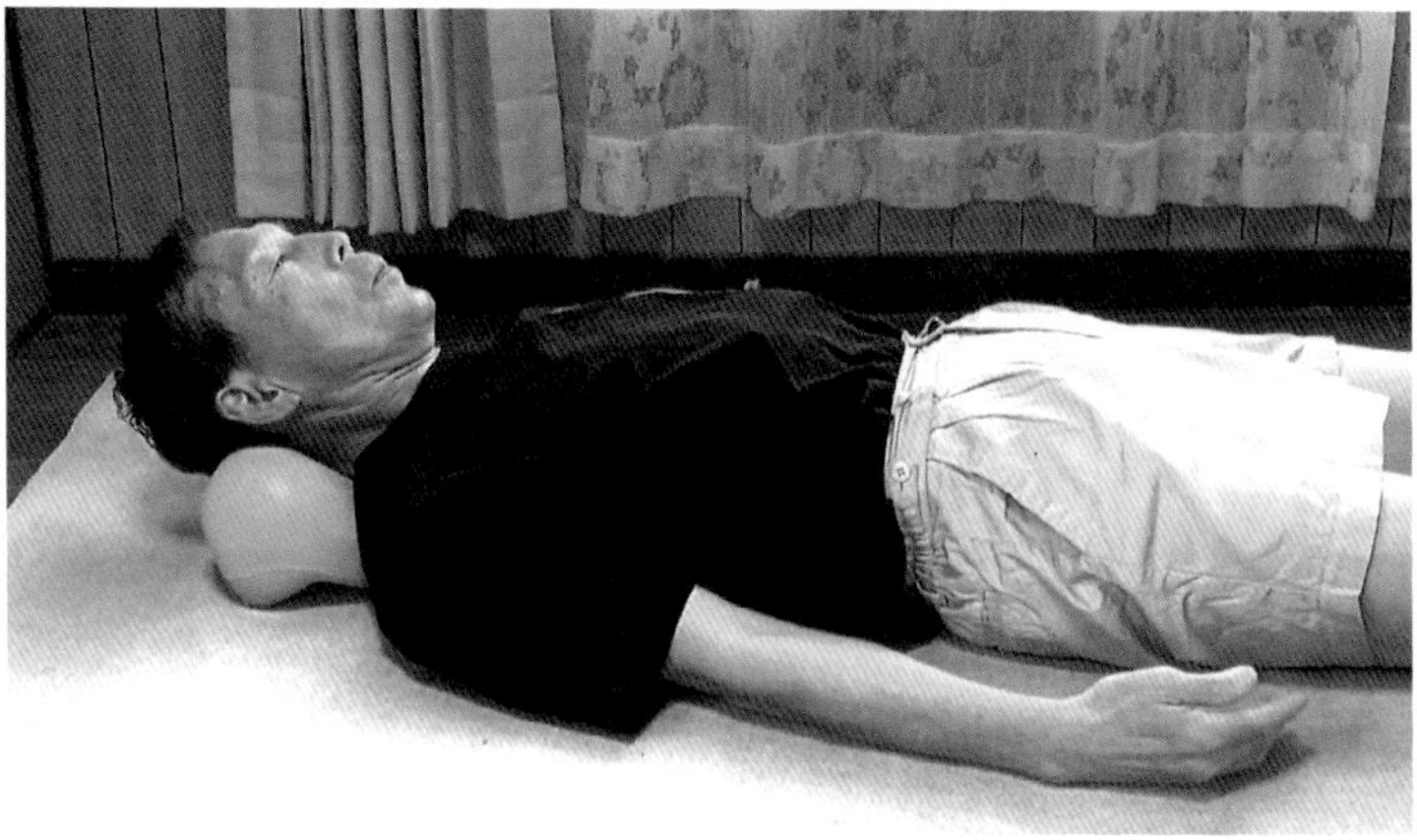

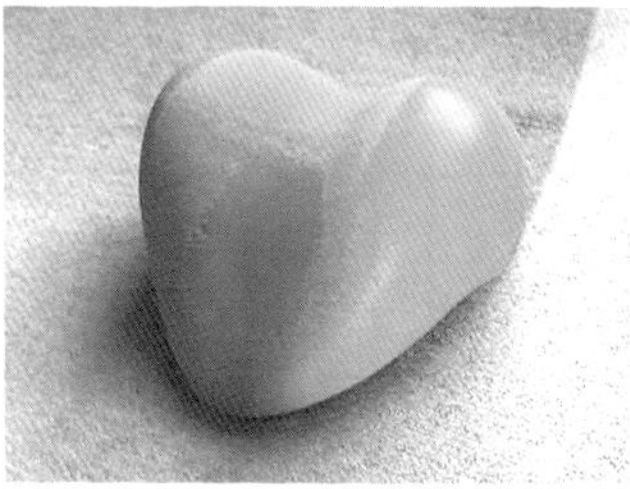

首ストレッチャーの高さ(真ん中の窪んだ処)は8〜9cmです。

以来、就寝前と起床の時、枕をどけて、寝た状態で首をストレッチャーに10分程乗せています。両足を振動させる器具はなくても、ストレッチャーに首を乗せるだけで首筋が真っ直ぐになり、気持ち良くなります。

朝晩だけでなく、事務所にいる時は昼食後に首ストレッチャーを使って15分程昼寝をしています。此れがもう私の習慣になっています。

⑬ 聴力をアップ

補聴器なしで此れからも過ごす事が出来るように

私は週に4～6時間テレビを見ますが、其の音が大きいと家族に言われます。年を取ってきますと補聴器をつけている方がおられますが、誰も好き好んで補聴器を付けている訳ではありません。亡き母も補聴器を買いましたが、雑音が嫌という事で余り使いませんでした。其のような話はよく聞きます。此のまま何もしないでいると、自分も補聴器を使う事になってしまうなと3年ぐらい前から思っていました。

私の仕事のお客様で㈱ダフネコーヒー社長の筒井様は、ゴルフが頗る《すこぶ》上手いお方です。偶々耳の話をしました処、手で鼻と口を塞いで10秒ぐらい耳から息を吐く、其の後、10秒程吸う。此れを一日に何回かすると聴力が改善する、との事でした。其れ以来、毎朝やっています。

此の話を聞いて1か月程たった頃、インターネットで『いつでもどこでも耳がよくなる小さな習慣』（今野清志著）を知り、早速注文しました。此れも、「10秒耳を両手で塞ぎ、腹式で深呼吸をする」という極めてシンプルなものです。鼻から吐き出す時、トンネルの中で聞くような音が耳の中でします。其の次に、耳を両手で塞いだまま鼻から吸い込みます。此処では小さな音で聞こえます。私はどちらかというと、後者のほうがやり易いです。

著者によりますと、耳のトラブルの原因は①酸素不足、②血流の悪化、③聞く力の疲労、だそうです。そして、此の10秒体操をしますと「聞く力をリフレッシュ出来る」「作業等の効率を高める」「身体の疲労を和らげる」という効果があるようです。

東洋医学では、耳のトラブルは腸の不調と言われているようです。WHO（世界保健機関）の2019年の報告では、12歳の子供が難聴になる時代が到来すると警告しているようです。びっくりですね。

実は半年近く前から、朝に腹式呼吸を20分余やった後、此の聴力アップ運動をしています。

①手のひらを両耳にぺたっとあてて、蓋をします。そして2分間、腹式呼吸をします。

②耳を折るような感じで、両手で両耳を塞ぎます。そして2分間、腹式呼吸をします。

①、②共に耳の中で音がしますが、問題はありません。此の①、②の後に、ちょっとキツ

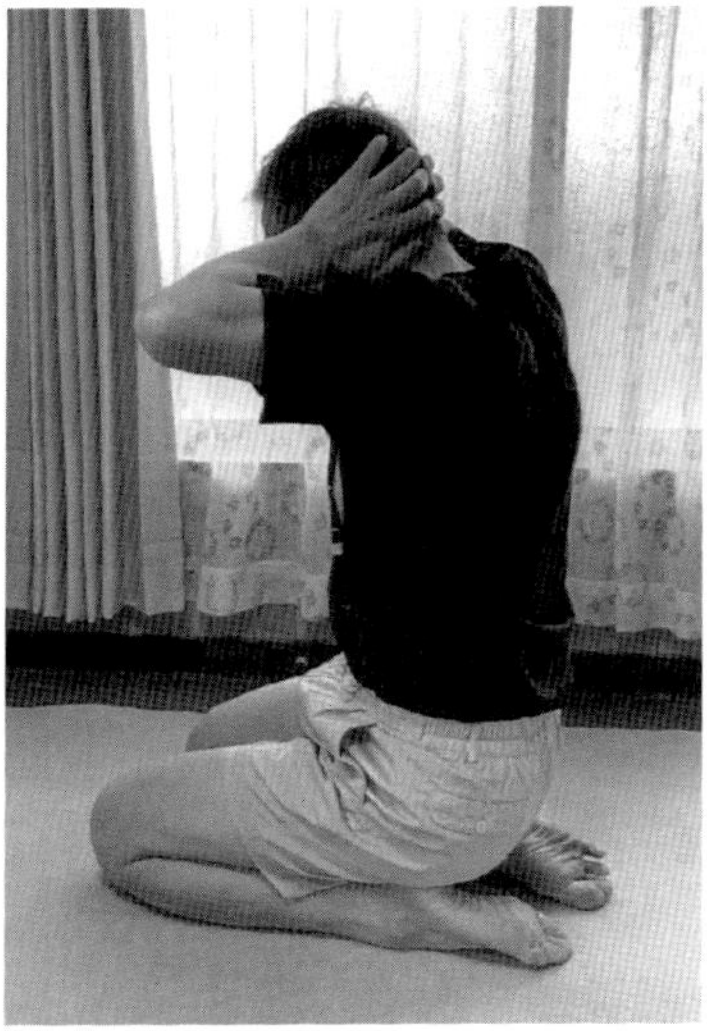
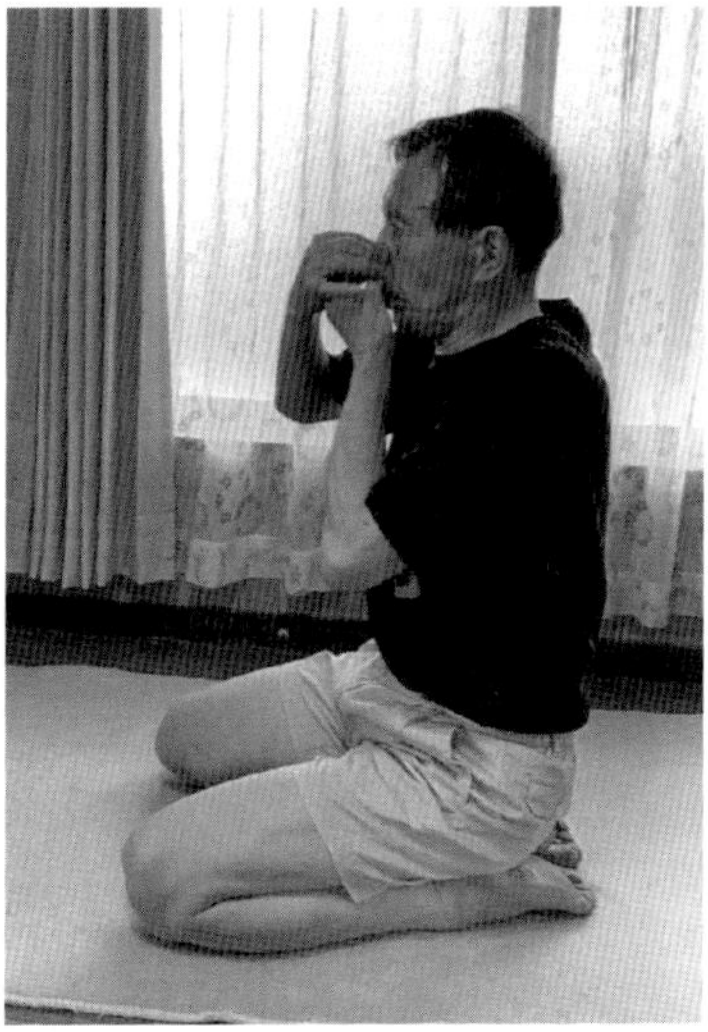

両手で両耳を塞いで腹式呼吸をし、続いて口と鼻を塞ぎます。

イ運動をします。口を塞いだまま、親指と人差し指で鼻を抓《つま》んで、腹式呼吸を2分間します。

口も鼻も塞いだら呼吸が出来ないと思われるでしょうが、此れが出来るのです。鼓膜の内側には空気が入っていて、耳管で喉と繋がっているのです。人間の身体は良く出来ていると感心します。

此の運動は10秒でも30秒でも1分でも、ご自身の体調と相談し乍らやってみて下さい。補聴器なしで、聴力アップ出来るものと思っています。

何にしましても、耳が遠くなる事は長い人生の中で避けられませんが、補聴器なしで過ごしたいですね。

⑭

身体を柔軟に

腰を落として両肘を床面につける

私の身体は元々硬かったのですが、登山や時たまするスキー、町内のソフトボール同好会等で運動はよくしていました。何時だったか、知り合いの方が一緒に運動していた時に怪我をしました。たいした怪我ではないだろうと思っていましたが、結構快復に時間が掛かりました。大怪我ではなくても治療等に相当の時間を要するのを目の当たりにし、身体を柔軟にしようと決意しました。実は其の前にも尊敬する先輩から「身体を柔軟にしておかないと、怪我をした時の回復が大分遅くなるよ」との助言を頂いていたのです。此の言葉も私の決意を後押ししました。やはりそういう事がないと踏み出せないですね。

先ず、ラジオ体操をしっかりやります。そしてソフトボールをやる前に「後ろ向き走り」もやっていました。余談となりますが、息子が小学3年生くらいの時（昭和63年）、千種区・名東区合同で開催された5㎞のマラソン大会に2人で参加しました。大勢の方が参加されていましたが、私はずっと後ろ向きで息子と走りました。結果は、順位は付かなかったものの、息子より少し速かったです。嬉しかったです（ちょっと変わってますね）。

さて、盆正月には何時も実家へ家族で帰省します。10年余前の話ですが、此処で小学生の男子が、写真のように腰を落として両肘を床面に着けられる程、とても身体が柔らかいのに感化されました。其れから毎日、ラジオ体操の後に前屈姿勢を続けました。単純な運動ですが、毎日やっていると段々と両肘が床面に近くなってきました。そうなると余計に頑張れます。

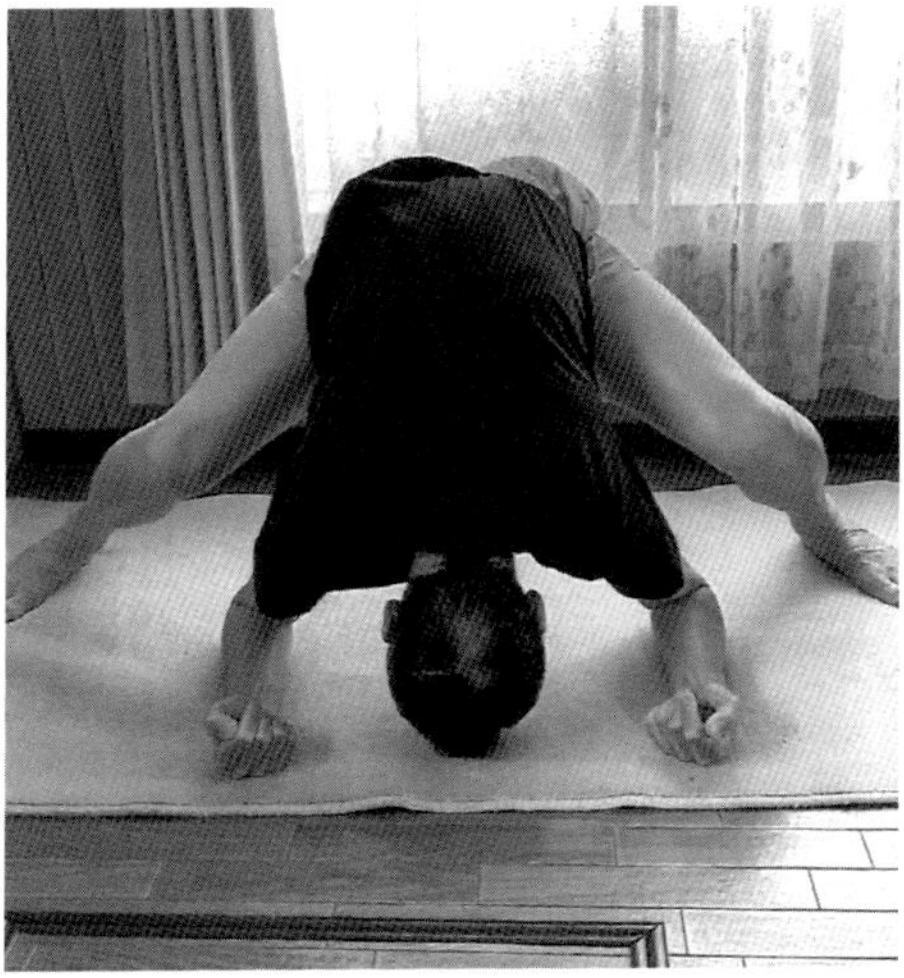

足を広げて上半身を前傾させ、両肘を床に押しつけます。

そうして1年後には両肘を床面に着ける事が出来ました。其れに付随する運動もするようになりました。一つ出来るようになると、波及効果が大きいですね。

そうしますと、登山で岩場が苦手だった

私でも、意外と軽く登下山が出来るようになりました。山をやり始めた若い頃は高所恐怖症で、岩場がとても苦手でした。其れが信じられないぐらいです。スキーも、若い頃はスピードが出るのを怖がって腰が引け、仲間内では一番遅かったのです。其れが5年前にスキー教室に入って再開した処、自分でも信じられないスピードで滑れるようになりました。此れ即ち、身体が柔軟になった事と、毎月の登山を長年継続している事が理由だと思っています。

皆様は故・脇坂順一先生をご存じでしょうか？　登山家で久留米大学医学部名誉教授でもあり、消化器外科で医療に携わり、胃の手術だけでも３０００例を超しました。何とマッターホルンに10回登頂されています。先生の著書に『七十歳はまだ青春』『八十歳はまだ現役』（共に山と溪谷社刊）があります。私は先生の著書を大事に所蔵しています。脇坂先生の鍛え方は半端ではありません。私如きは足元にも及ばないです。参考にして頂ければ嬉しいです。是非古書店等で探してみて下さい。

「言うは易く行うは難し」という諺《ことわざ》があります。継続するのは簡単ではありませんが、身体を柔軟にする鍛錬をしてみては如何でしょうか。

第2章

食事・サプリメント

⑮

しっかり噛んで食べる

梅干しも、其の中の天神さんも、煮干しも食べる

私の生まれは三重県で、内陸部の田舎でした。72年前の昭和26年生まれです。魚は食べても干物でした。少々硬くてもしっかり噛んで食べていました。母が漬けた梅干しもよく食べました。梅干しの種を割ると中にあるのが「天神さん」で、此れも食しました。天神さんを食べると何か良い事があると言われたように思います。

最近調べました。菅原道真公は梅がとても好きだったようです。そういう事から殻の中を「天神さん」と呼ぶようになったとの説があります。

4年前に九州の百名山登山の旅の最後に、太宰府天満宮を仲間とお参りしました。丁度年号が令和になった時でした。大宰府政庁跡の直ぐ北に位置するのが坂本八幡宮。万葉集の序文の舞台であり、新元号「令和」の典拠となった「梅花の宴」が開かれたという事で、お参

りしました。

確かに南隣地は梅畑でした。其れで梅の歌を詠まれたのでしょうね。

30年程前に、日本を美しくする会（掃除に学ぶ会）で八重山諸島の石垣島へ参りました。南高梅を食べて其の後、割ろうとしましたが中々割れず、結局3時間余口の中に入れていました。漸く割れました。其の当時、天神さんを食べた後、割れた殻を口の中で噛み砕いていました。バリバリと結構な音がするものです。10年近く前迄は大概其のようにしていました。よくも歯が割れずに済んだものです。

最近、歯科院長の坂井謙介先生の講演で「歯に亀裂が入ると歯が割れる事が多い」と拝聴しました。梅干しも柔らかいもの、硬いもの、色々です。小さい梅干しは硬くないです。長年に亘って梅干しをまるごと噛み砕いて食べていた訳で、「よく割れずにいてくれた」と、自分の歯に感謝した次第です。

20年余前から新鮮な煮干しを食事中に食べてきました。唯其れだけ食べるのは能がないので、色々工夫しました。初めは米酢に漬けました。こうすると柔らかくなります。其の後、好きな松前漬けを思い出したので、昆布・するめ・人参・煮干し・米酢等を鉢で合わせて漬けています。妻は全く食べません。ですから材料は私が買ってきて自分でやっています。

妻から「貴方《あなた》は食事を作らない」と言われますが、此の煮干しの一品と、納豆・冷ややっこ・抹茶ぐらいは自分でやっています。

30年程前、咀嚼《そしゃく》する事がとても大事と聞いてからは余計に実行しています。咀嚼すると唾液が出ます。此の唾液が免疫力を高めるのに凄い力を発揮するのです。

柔らかいものばかり食べていると、免疫力が低下します。噛む力は大事ですね！

加えて、私は30年程前から秋刀魚《さんま》、鰯《いわし》を全部食べます。頭の方は流石《さすが》に良く焼くか煮てから食べています。私の身体は細いのですが、此のような食事ですから骨がしっかりして、キツイ山登りがこなせるのだと思います。

⑯

ユーグレナ

肚にグッとくる、心底納得する事で百人力を得る

16年前から『カンブリア宮殿』(テレビ東京)を視聴しています。平成26年11月13日放映にて、㈱ユーグレナ社長の出雲充《いずもみつる》氏が出演されました。其れ迄私はミドリムシの事は全く知りませんでした。ミドリムシとは「ユーグレナ」の和名である事や藻の一種である事、59種類もの栄養素を含んでいる事は、研究者には知られていたとの事。唯、事業化は難しいと殆どの方が思っていたようです。

出雲氏が東京大学の学生の時、海外を旅する中でバングラデシュの人口が1億5000万人以上であり、空腹は満たせているものの、栄養が圧倒的に不足している現実に衝撃を受けられました。

そしてミドリムシの事を知り、同じ思いの同窓生の鈴木健悟氏らとミドリムシの事業化を

決意します。こうして平成17年、大変な苦労を乗り越えて創業されたのです。

平成26年12月3日には東証一部に上場しました。

なぜ私がユーグレナを飲むと決断したのか？　其れは大分前から青汁が広く知られていて、多くの会社が発売していますが、ユーグレナの効力がずば抜けていると確信したからです。加えて、同社はバングラデシュの子供の栄養不足を補う為、無償でユーグレナクッキーを提供しています。売り上げの一部を此の活動に充てている事に感銘を受けたからです。原料の藻は、沖縄県石垣市で製造されています。

令和4年9月時点で、同社はバングラデシュの子供達に累計約1449万食を届けました。ほんの僅かでも私が寄与している事は、とても嬉しい事です。

因みに、沖縄本島から石垣島迄は約400キロの距離があります。そして石垣島から150キロ程の距離に魚釣島等の尖閣諸島があります。ご承知のように、中国籍の船が平成24年9月11日の尖閣諸島国有化以後に領海侵入しています。接続水域の航行は令和2年には何と333日もありました。日本国の対処もさる事乍ら、沖縄県内への領海侵入等に対して、前・現沖縄県知事が抗議したと私は聞いた事がありません。尖閣諸島への視察もしていないと聞いています。此のような背景も、私が石垣島を応援しようと思った理由の一つです。

今では、同社はユーグレナをジェット機の燃料に用いようと、総合重工業メーカーのIHI等と共同研究もやっています。

私は、朝ユーグレナを飲む時にお湯を入れます。そして、蜂蜜等を入れます。毎朝一緒に摂るようにしています。5年程はヨーグルトを入れていましたが、私には合わないので、今は蜂蜜を混ぜて飲んでいます。やはり健康に良いと言っても、肚にグッとくる、心底納得する事があれば百人力を得られます。

どんな事でも、そうではないでしょうか！　其れでこそ身体に良き作用が起こるのでは？と思っています。此れは無料ではありません。1か月分（30包）が4800円ぐらいです。一度試飲されたら、と思っています（お試しもあります）。

17

整腸剤

天然ビール酵母「エビオス」を毎食後10錠飲む

此れも、彼此《かれこれ》35年程前からの習慣です。ビール酵母が整腸剤として大変良いとお聞きしました。調べた処、エビオスとわかもとがありました。エビオスのほうが安価で、1瓶2000錠で1800円ぐらいでした。1錠が0・9円、10錠で9円です。長く飲ませて頂いています。朝晩、食後に10粒ずつ飲んでも、3か月以上持つのです。

不思議なもので、私のやっている事を、妻は殆どやりません。ライバル心なのでしょうか？

日本で「ビール」と呼ばれるものの多くには、コーンスターチが使われています。エビスビールとかザ・プレミアム・モルツには、コーンスターチは使用されていません。だから価格も高いのでしょう。

エビオスは天然ビール酵母ですから、良いのです。

余談ですが、ビールは冷たいので私は余り好きではありません。量は知れていますが、焼酎・日本酒を温かくして飲むほうが好きです。

どちらかというとお腹の具合は良いほうでなかったので、友人のお勧めに従ってエビオスを飲む事にしたのです。飲み出してはや35年となりました。今では当たり前になっていますが、健康でいられるのもエビオス錠のお陰と、食後10錠を飲み乍ら思う日々です。食べ過ぎた時等は13錠飲みます。

何にしましても、日常、お腹の具合が良いのはとても大事です。此れも未病、予防対策です！

⑱

ターメリック

カレー等を食べてターメリックを摂取する

ターメリックを摂り始めたのは、インド人には認知症の人が圧倒的に少ないと聞いたからです。其の発症率は、日本や欧米各国の凡《およ》そ4分の1と言われているとの事でした。元々インド人は平均寿命が日本や欧米程長くないので単純には比べられないかもしれませんが、其れでも此の数字にはびっくりしました。インド人は毎日カレーばかり食べている訳ではなく、ターメリック（日本名でウコン）を色んな料理に使っているそうです。

或るテレビ番組で、健康法としてターメリックが紹介されていました。此れで良いと分かったので、翌日、スーパーで購入しました。小さい瓶に入っていて、400円くらいでした。食事の際、例えばうどんに振り掛けたりしています。小さい瓶ですが、1年経ちますが未だ使っています。妻は黄色いのが嫌なので全く使いません。毎日ターメリックを摂取すれば、認知症等になる可能性を下げられるのではないでしょうか。ターメリックの使い方、そして相性の良い大豆・きなこ等も上手に使って楽しい食事にしましょう！

そういえば沖縄の人はウコンを栽培されています。先日、豊橋の地主様を訪問しました。150㎝程の立派な背丈の植物があったので何かと聞いた処、ウコンでした。煎じて家族皆で飲んでいるとの弁でした。其の地主様は80代半ばですが、どうりで元気で、自宅前の畑で何時も農作業をされています！　ウコンにはクルクミンという成分が多く含まれていて、此のお陰もあって、沖縄の方はお酒に強く元気な方が多いのではと思います。

ウコンは、①健胃作用、②肝臓機能にも良い、③動脈硬化の予防、④がんの抑制等にも効能があると言われています。養命酒にも入っているようです。

ゴーヤ（ニガウリ）も沖縄が主な産地ですが、今では東北地方でも栽培出来るようです。妻は好きでないのですが、此れも体に良いと思って夏場等に煮干し、昆布等と合わせて頂いています。色んな健康食品もありますが、私は食事の際にターメリックを掛けています。お好きな物と合わせて食事等に活用されたら宜しいのではないでしょうか！

此のような食生活の私を見て、妻は怪訝な顔をします。尊敬する故脇坂順一氏の奥様も其のようだったようです。夫婦は元々別の処で生まれ、育ったからでしょう！

⑲

夕食後に抹茶を喫する

鉄分を含んだ白湯で点てると長生きになるのでは

歩合制の証券外務員をやっていた35年程前から、表千家の茶道稽古に凡そ13年通っていました。独身の時もお客様開拓のつもりで、裏千家の茶道稽古に2年近く通いました。邪《よこしま》な動機ですね。表と裏はお点前が少し違うだけで、概して変わりないと私は思っています。稽古は薄茶だけでなく、濃茶（3〜5人で回し飲む。薄茶より良い抹茶）もします。私は仕事を終えた夕刻6時過ぎに、名古屋東区のテレビ塔近くにある金毘羅神社の稽古場へ月に2〜3回通っていました。稽古で御薄・濃茶点前した抹茶は誰かが頂く事になります。師匠から私に「位田さん、召し上がって」と言葉が掛かり、4〜5杯頂いた事もちょくちょくありました。

執筆に当たり調べてみました。お茶類でカフェインが含まれないものは麦茶とハーブティー（一部は含有）だけでした。１００㎖あたりに含まれるカフェイン量の最高はエスプレッソ２１０㎎で、次いで玉露１６０㎎、抹茶65㎎、コーヒー60㎎、煎茶20㎎です（出典「暮らしかる珈琲」）。

10年近く前から、夕食後にちょくちょく抹茶を自分で点てて喫しています。少しですが芋焼酎のお湯割りも頂きます。そうしますと、気持ち良くなって眠たくなってきます。ゴロンと横になってしまう事が多かったです。お恥ずかしい限りです。

そうだ、抹茶を飲もう！と一念発起して（言う程大した事ではありませんが）殆どの日に喫しています。そういえば茶道界の先生は長生きが多い事に気付きました。

稽古でお湯を沸かすのは鉄窯です。茶道の先生は長年に亘って鉄分を含んだ白湯で点てた抹茶を飲まれるので長生きされているのだと、思いついた次第です。

1年程前から、吾が家にある南部鉄瓶をＩＨコンロに掛けて湯を沸かしてから抹茶と、其の後に白湯を頂いています。熱過ぎないほうが好きです。此れは皆様好み次第ですね。

抹茶は成城石井さんで有機抹茶（30ｇ）を買っていますが、とても美味しいです。勿論其の時和菓子を頂くのが楽しみですが、自宅にない時は、黒砂糖やチョコを頂いています。此れが中々に味わい深いのです。特に黒砂糖はミネラル分が豊富で、とても美味しいです。実

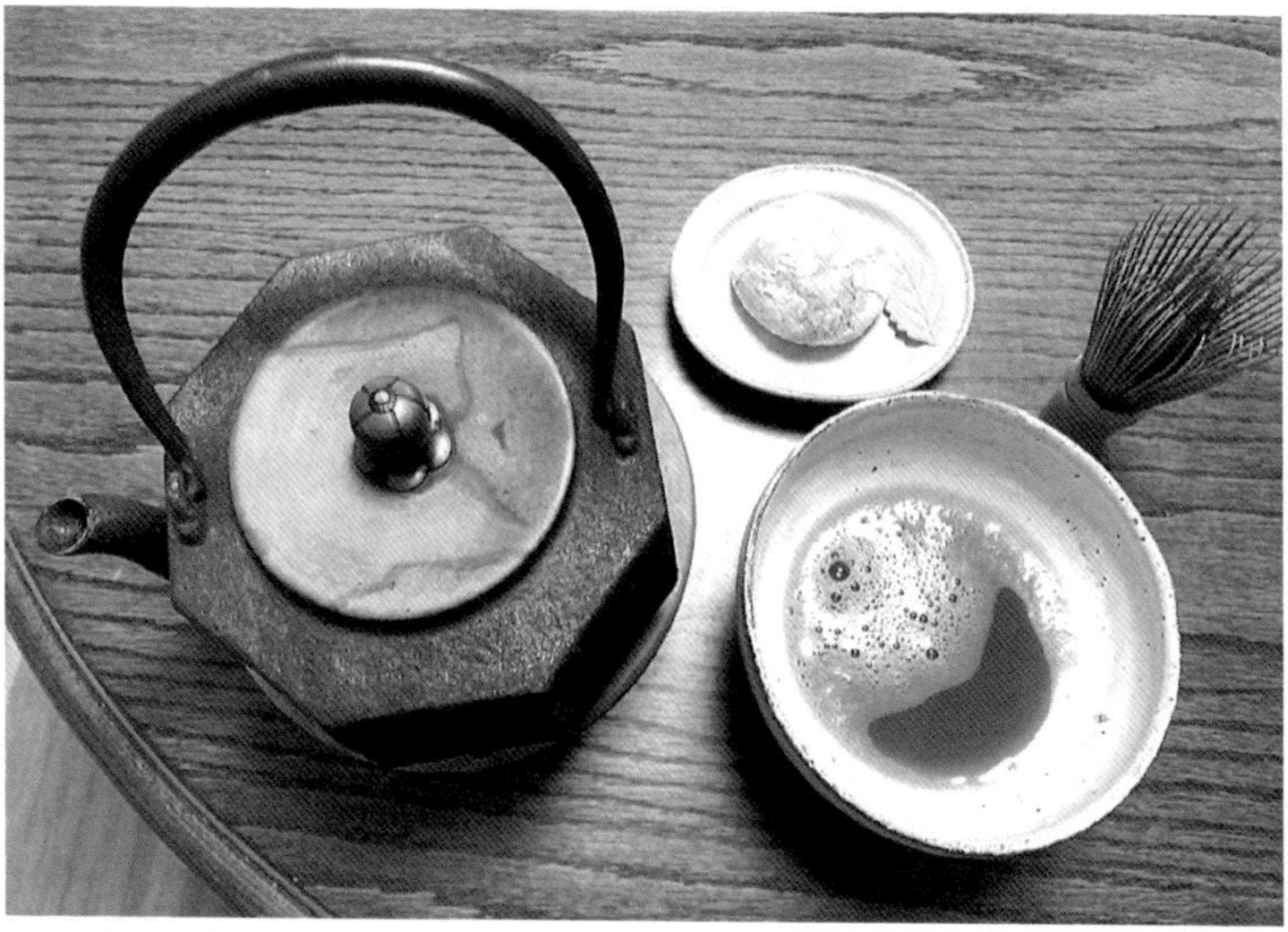

南部鉄瓶で湯を沸かして抹茶を点てます。抹茶と共に和菓子を頂くのが楽しみです。

父が黒砂糖や氷砂糖が好きでよく食べていた事を思い出しました。

そういえば、全く関係ない事ですが、子供の頃、風邪等で体調が悪い時に母親がよく溶いた片栗粉と砂糖を水に溶かしてよく掻き回した後、弱火に掛けてずっと掻き回したものを作ってくれました。此れがとても美味しくて、体調が悪い時は、此の年齢になっても妻に此れを作ってとお願いします。余程でない限り、妻も気持ち良く作ってくれます。私にとって子供の頃の思い出は、何歳になっても変わらずに大切なものなのです。

⑳

お酒と共にお水を飲む

「酒は百薬の長」と言われるが、リスクも其れなりに

私は元々お酒に弱いほうです。若い時には、仲間と飲みに行くとついつい飲み過ぎました。恥ずかしい話ですが、途中で眠ってしまったり、帰る途中や自宅で吐いたりもよくやりました。当時は自分の適量を知らなかったのですね。

遅まき乍ら15年程前からは、外食をしてお酒を飲む際に店員さんへお水を2杯持ってきてもらいます。オーダーすると、嫌な顔もせずに持ってきてくれるので、有難いです。此処7年余は食事と共に芋焼酎のお湯割りを頂くのですが、其の際は必ずお水を口にするようにしました。そうすると、家へ帰ってから頭がガンガンするような事もなくなりました。家でも同様にしています。

一昨年末からは、自宅で妻と2人の食事の際は酒を飲まないと宣言し、用紙に認めて柱に

貼って実行しました。世間では休肝日を週に1度か2度設けろとよく言いますが、私は上記の宣言をして以来、令和4年暮れ迄家で飲酒をする事はありませんでした。

其の理由は、今読んで下さっている此の本を上梓する目途が立つ迄飲まないと、妻と約束したからです。一年約束を守りました。吾乍らびっくりです。

月に3~4度は、会合後の懇親会で飲酒しています。

「酒は百薬の長」と昔から言われますが、リスクも其れなりにありますので、参考にして頂ければ幸いです。

お酒を召し上がらない方には全く役に立たない話で、申し訳ないです。飲めない方で、割り勘代を気前よく払い、二次会にも付き合う御方には頭が下がります。

第3章

日常生活

㉑

免疫力を高める

普段の生活、特に食事にヒントあり

私はナンバ歩き等、数多くの健康法を実践しています。多くの人から「あの人は変わり者だ」「そんな事やって何になるんだ！」と言われます。私は日本人に合ったやり方で免疫力を高めて生活し、夢・目標を持って毎日を生きたいと思っていますので、大分前から思うとおりにやってきました。亡くなる1週間ぐらい前から床に伏し、出来るだけ自宅で命終を迎えたいと予《か》ねてから思っているからです。本人の希望かどうかに拘らず、現代では殆どの方は病院で命終を迎えます。

此れは簡単な事ではありません。江戸時代ですと平均寿命は凡そ40歳。徳川家康が73歳迄生きたのは、権力者であり健康オタクであったからこそでしょう。

因みに明治・大正時代の平均寿命は45歳余だったそうです。現代人はかつてない程に「長生き」をしています。

仮に長生き出来ても、認知症等になる可能性は高いのです。此れを十分に認識する事が大事ではないでしょうか？

誰しも認知症にはなりたくないものです。しかし、其れを防ぐ為に長年の生活習慣を変える事は至難の業なのです。

中国・武漢から世界的に広がった新型コロナウイルス騒動から3年半。今では3回ワクチンを打った人でも、4回目さらには5回目を打とうとされています。既に打った方もいます。唯、コロナ以前の各種のワクチンは10年余程掛けてワクチンは開発されてきました。従来のワクチンとして認可されていない遺伝子組み換えの方法で開発されたワクチンを打つという、重い現実があります。其の事を思い出して頂ければ分かる筈です。私は所詮素人ですが、此の事を非常に危惧しています。

病気にならない為にも、自己の免疫力を日頃から高める努力が必要だと思っています。普段の生活がとても大事です。普段の生活、特に食事にヒントがあるのではないでしょうか？

車・エレベーター・エスカレーター等を利用するととても楽です。自家用車でなくバス・地下鉄・電車に乗るとしますと、必ず其の間を歩かなければなりません。因みに、名古屋市は65歳から年間５０００円支払えば「敬老パス」が交付されて、無料で公共交通機関に乗車出来ます。

　食べるものは、口にするだけにとても大事です。便利だからと言って、ラーメン等のインスタント食品や工場で生産されたパンやスナック菓子、コーラ、ハンバーガー等を主食にしていたら、遠からず体調を崩す、つまり自己免疫疾患になる可能性が高いと思います。日本人が祖先から受け継いできた、遺伝子が覚えている食品を——出来れば出生した土地で出来た有機食品（身土不二《しんどふじ》と言います）を頂く。ご飯（出来れば玄米）、発酵食品である味噌汁を主食に、魚・野菜・お肉を加えて食事する。会席料理はとても贅沢ですね。色々な種類の食品を頂く事はバランスもとれて最高だと思います。此れこそ免疫力を上げる方法ではないでしょうか。

　農家は可なりの方が兼業農家で、現在耕作等を委託されている方がとても多いです。其の朝食はパン食の家庭が大分あるようです。勿論、ご先祖様より長生きはしていますが、長患いの人が大変増えている現状です。

　山行きの時、コンビニでお握り・カップラーメン等を購入しますが、頻度が多い方は問題だろうと予ねてから危惧しています。

咀嚼は極めて大事であります。咀嚼しますと唾液が出ます。此れが免疫力アップの要と思います。

勿論、一人で食事するより、家族（お身内）や知り合いの方と会食すれば、お話し乍らの食事を楽しめます。此れが何よりでしょうね！

22

太陽のエネルギーをもらう

朝方に太陽の方を見て、腹式呼吸をする

私の就寝時刻は夜12時～1時頃です。早寝早起きが良い事は分かっているのですが、若い時から低血圧です。したがって、仕事の都合や山登りの日は早起きしますが、其れ以外は7時半くらい迄寝ています。血圧が高い人は、朝に強いのではないでしょうか？　お医者さんに血圧を上げるにはどうしたら良いか、尋ねました。そんな事やらないほうが絶対に良い、との弁でした。幸いに職場は別棟ですので、事務所への通勤時間が要らないので有難いです。

さて、朝起きて先ずトイレへ行きます。そしてユーグレナ等を飲みます。其の後、2階へ戻り、東の部屋の窓際へ行って、あぐらをかくか正座をするかして、太陽の方を向きます。

名古屋は雨・曇りの日は少ないです。ですから大概は太陽を拝む事が出来ます。太陽は大変なエネルギーを持っていると、朝に実感しています。

太陽のほうを見ていますと、眠気覚ましにもなります。大体の人は、そうなるのではないでしょうか？　其のように「脳は元気になって働く」と、テレビかラジオで聞いたように思います。

冬場等は太陽が見られないと寒いです。私は毎朝、窓を開けます。メガネも掛けます。寒いと思ったら手袋をします。血の巡りが悪いのか、冬場には壮年でも霜焼けになるのです。

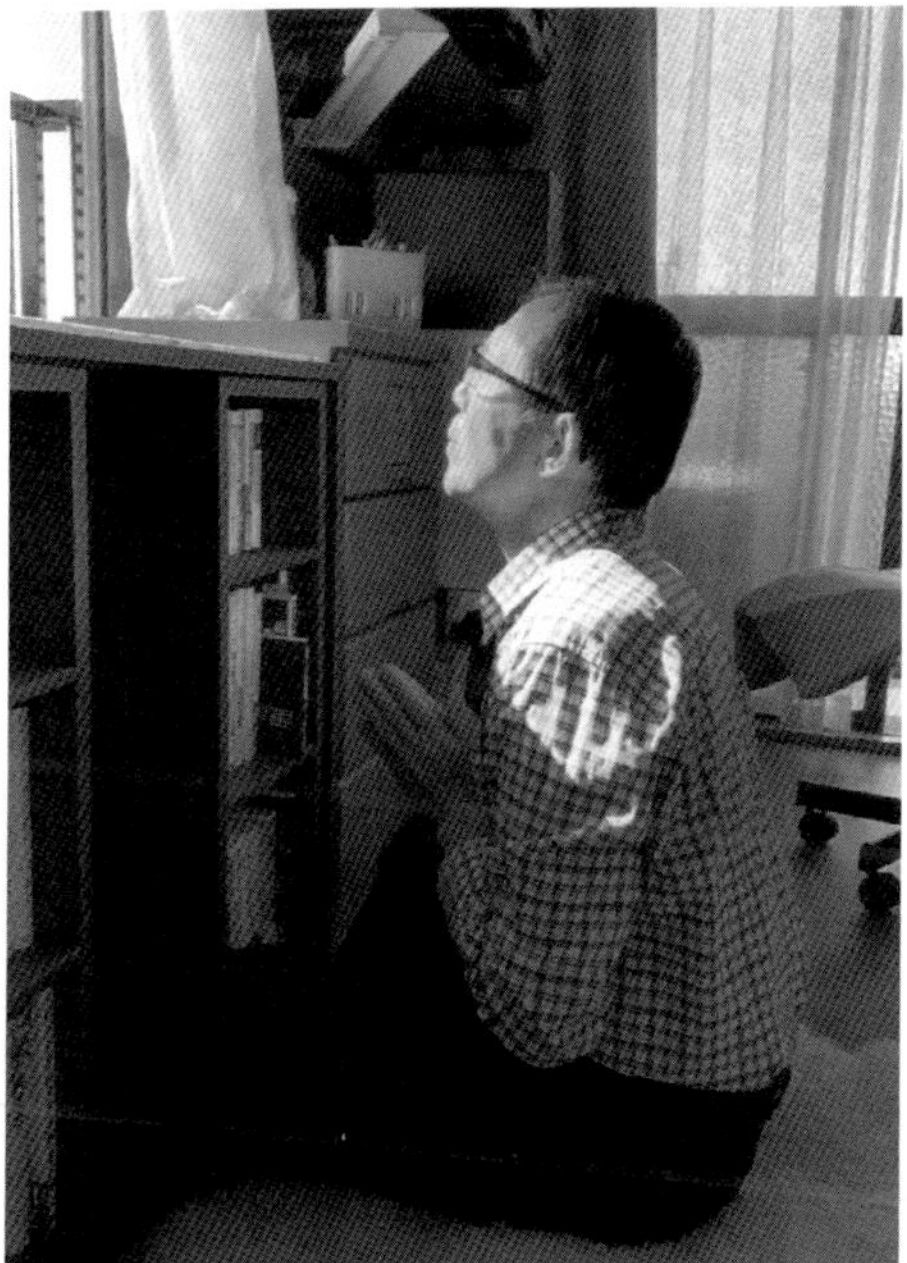
太陽の方向に向かい、正座・あぐらに拘らず腰骨を立てて拝みます。

本来は吉野敏明先生（よしりん）のようにオレンジ色の太陽に向かい感謝して腹式呼吸をするのが最高なのですが、凡人の私は年に1～2回、山で御来光を見るくらいです。

最近はよく「温暖化」について言われますが、今年の冬を見ていますと本当かな？と思います。ちょっと調べてみると、意外にも大きな流れとして「寒冷化」の説が結構ある事に気付きます。テレビ新聞等、マスコミの報道を鵜呑みにするのは危険な気がします。フラットに（元に戻って）考えるのも良いのでは？「人は考える葦である」と痛感する此の頃です。

さて其れからですが、腹式呼吸をやります。「吐いて鼻で吸い込む」が一括りです。初めて取り組む人は、一括りに25秒くらい掛ける処から始めると良いでしょう。慣れると40秒くらい迄延ばせます。

此の時もタイマーを掛けます。5分くらいで一旦休止します。合計で20～30分、腹式呼吸をやっています。15年程続けていますが、とても「無の境地」には至りません。結構、今日の仕事や昨日の事等が脳裏に浮かんできます。

良いと思った事は実行するようにしています。腹式呼吸は起きている時ばかりでなく、横になっていても簡単に出来ます。鍼灸院等での治療中（40分程）は、大概腹式呼吸をします。途中で寝てしまう事も当然ありますが。

端唄を30年余稽古していますが、此の腹式呼吸のお陰で、2年程前から息継ぎが上手に出来るようになりました。有難い事です。少しでしょうが、上手くなったのです。

此の腹式呼吸は、前項の「朝方に太陽の方を見る」と同時にやっています。科学者の武田邦彦先生は、太陽に上半身をあてる日光浴はとても身体に良いと仰っておられます。尚、長い呼吸（吐く・吸う）を出来る人は「長生き」出来ます！

腹式呼吸をし乍ら、太陽の位置が春夏秋冬、絶えず変化する事、そして雲の動きの速い事を、何時も感じています。「万事移ろいゆく、絶えず精進せよ」。お釈迦様のお言葉ですね。

㉓

好奇心

良いと思われる事を真似する好奇心、積極精神を

結婚前からですが、上司・先輩・友人知人等から此れをやると良いと言われますと、必ずという訳ではありませんが、一度二度とやってみました。余り良いと思わなければ、其れ以上は続けなかったです。其れが大半でした。

やってみて良いなと思った事を続けています。やり始めたものの、何時の間にかやめた事も多いです。続けている事を、此の本に書いています。

百人百様と申します。考え方や思いは、家族、親戚、先輩、親友、知人其れぞれで違います。全く一緒という方はおられない筈だと思っています。

私は高卒で証券会社に入社して大阪支店配属となり、3年間、北浜へ通いました。市場課で北浜市場の場立ちをしました。株式売買の取引所は東京では兜町ですが、大阪では北浜市

場になります。

入社して1か月後の或る日、鈴鹿の御在所岳藤内小屋等で3度程会った事がある村山先輩から電話がありました。「大阪勤務になったらしいな、今日6時に梅田新道の歩道橋で待ち合わせしよう」でした。

阪神甲子園の独身寮と会社を往復する毎日で、大阪の事を何も知らない私は、其処へ参りました。村山先輩は行きつけの「寿司秀」へ連れて行って下さいました。

「本は読んでいるか?」の問いに、全く読んでいません、と返答しました。「給料の1割を本代に費やせ」の弁にびっくりしました。昭和45年、高卒の給料は2万5000円、大卒は3万円でした。1割は中々割けないものの、2000円近く買いました。司馬遼太郎、吉川英治作品等で、寮と会社の往復で読み始めます。すると、今迄知らなかった日本について、そして世界についても分かりだして面白くなり、遅まき乍ら読書好きになりました。山の先輩、村山さんのお陰です。

そんな事もあり、ちょくちょく一緒に六甲等を登りました。1年程経った後、村山さんが仲間を募って曉稜山岳会を発足し、毎月、仲間と六甲・比良山系等を登山するようになりました。

山のちょっとした御縁が、私にとって掛け替えのないものとなりました。

お会いした方が私に言ってくれる事は、善意や好意である事が多い筈です。其の方が経験した事、上司や先輩、友人から助言された事を其れなりにやり、良いと思い、私にも助言してくれたと前向きに捉え、好奇心をもってやってきました。

最近では、為になる事をユーチューブで結構拝聴します。こんな事は10年前には考えも及びませんでしたが、私にとって今ではＮＨＫ等のテレビや新聞よりもずっと為になっています。若い方は勿論ですが、壮年・中年・老人の部類に入った御方も考え方が柔軟であれば、此の変動の激しい時代に乗り遅れず社会と融合していけるのではないでしょうか？

其れには中村天風先生の言われる「積極精神」が宜しいのでは、と思っています。

㉔ 鈴の音を集中して聴く

其れぞれの方法でじっと集中する鍛錬をしてみては

なぜ鈴《りん》の音《ね》を聴くの?と、殆どの人が思われた事でしょう!

実は私もそう思っていました。証券界に30年余在籍し、其の内20年余は自営の歩合外務員として働きました。社会人になったのは大阪万博が開催された昭和45年で、20年間はとても恵まれた業界でした。

其れが、3万円強だった日経平均株価が急落し、以後、証券界は厳しい状況に陥ります。歩合制なので当然、収入減少の方向となりました。そんな中、月刊誌『致知』を拝読していた事がきっかけで中村天風氏が創始された「天風会」に入会しました。住まいに近い名東区で会員の修養会が日曜日にあり、参加しました。

初めて中村天風という名前を聞かれた方に少しご紹介します。

天風氏は明治9年生まれです。26歳の当時、右翼の巨頭に頭山満《とうやまみつる》という方がおられました。日露戦争が避けられそうもなくなった明治35年頃、天風氏が師事していた頭山満氏より軍事スパイとして天風氏を含む113名の方達が旧満州へ派遣され、目覚ましい活躍により、其の後の日露戦争の勝利に貢献されました。生き残ったのは、僅か9人だったようです。

極寒での諜報活動は大変厳しかったものと思われます。天風氏は重い結核に掛かり、救いの道を求めて欧米を巡るものの、快復しませんでした。帰国の途上、ヨガの聖者カリアッパ師に邂逅。ヒマラヤの奥地にて2年余修行し、日本人初のヨガ直伝者になります。其の後、実業界で成功されると、地位・財産を放棄して辻説法に出ます。波乱の半生による「人生成功の哲学」等を伝授、多くの有名人が魅了され、天風先生逝去後も天風会は継続しています。

仕事に悩んでいた中、天風会に入会して講習・鍛錬・夏季修練会等に参加しました。多くの仲間と共に学ぶ事、実践する事で得られたものは、人生上で大きなエポックとなりました。

中村天風先生のご著書・講演テープの中に「じっと集中する鍛錬」がありました。

①ブザーの音を集中して聴く、其れが急に止まる。其の刹那の音にじっと耳を澄ます。

②仏壇の前で鈴を鳴らしてお参りする。

鈴を鳴らし、じっと集中して其の音が小さくなっていくのを、耳を澄まして聴くのです。

私はもっぱら②の鈴のほうで行修しています。

　横浜市にある曹洞宗大本山總持寺の貫主（当時）が「修行で座禅をやるが、雑念・妄念が邪魔をして無になれない。天風師の音に集中する、鈴の音に集中するのは、無になる事に通じる。此の極意は此の総持寺全体にも取って代わるくらいに凄い」と仰っています。今は私も天風会友ですが、朝晩に仏壇前でお参りする際は、最後に5回、鈴の音に集中して聴く事を続けています。中々多用な毎日、自分自身と向き合う事は難しいものですが、其れだけに私はとても嬉しく思います。

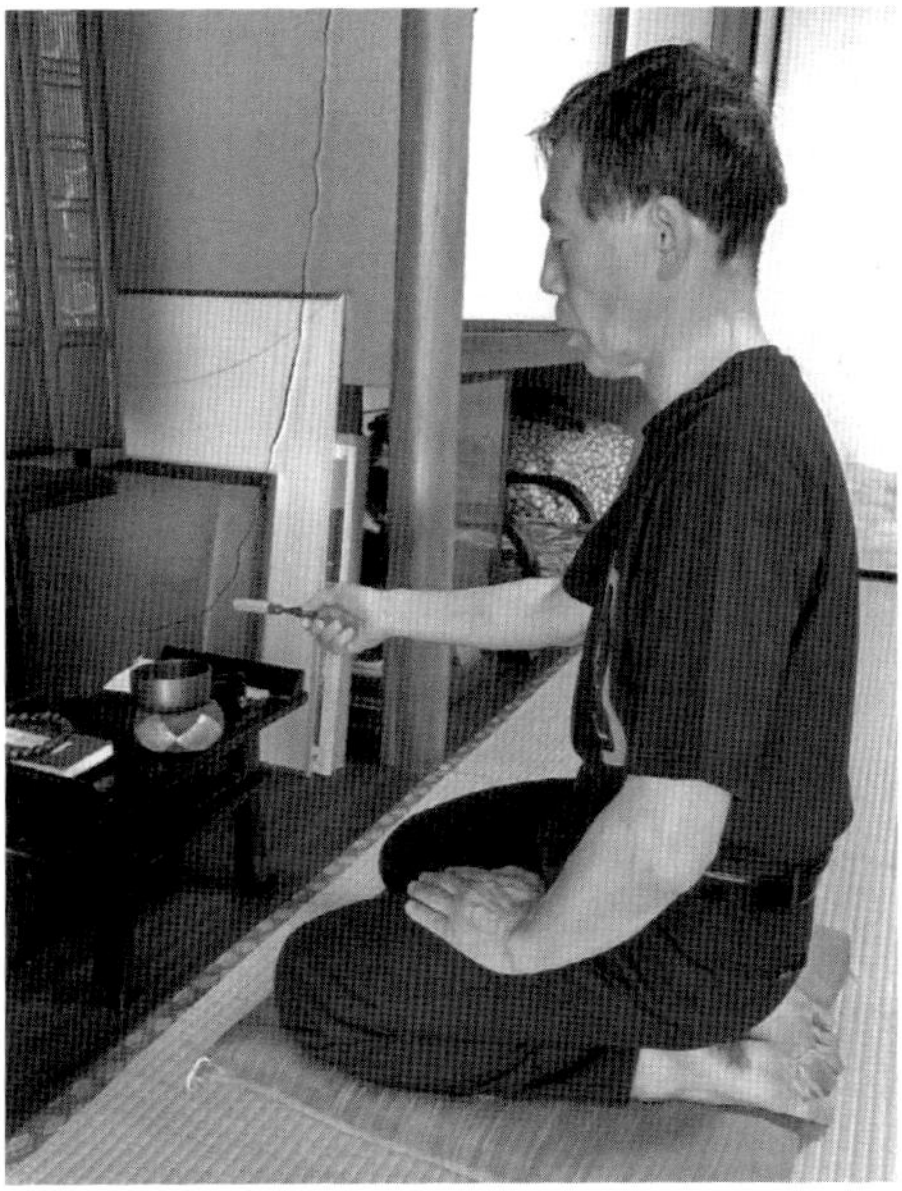
仏壇でお参りした後、鈴を鳴らして集中して聴きます。

　仏壇を持っていない方は、鈴と台座とリン棒を購入すれば良いでしょう！　ほかの宗教を信じている方々も、其れぞれの方法でじっと集中する鍛錬をしてみてはどうでしょう！

私は鈴を鳴らして直ぐ眼を瞑《つむ》りま

す。其れを5回程繰り返します。一日の中でこんな一時を一人で持つ！　ある意味でとても贅沢《ぜいたく》かもしれません。座禅より簡単。己の使える時間は限られていますので、有効に使いましょう。

㉕ 毎食後の歯磨き

大好きな沢庵を自分の歯で音を出して食べ続けたい

35年程前から16年に亘り、2か月に一度の頻度で講演と食事をする「月曜会」の幹事をしていました。お土産付きですが、会費は高かったです。

参加者は80人近く。其の時に講師を務めた歯科医の金平先生が「歯は現状より良くなる事はない。此れを自覚して、『80歳で20本の健康な歯』を目標に、歯磨き等を継続して下さい」と仰いました。ショックでした。登山の遠征隊でネパールへ1か月半行っていた事もあり、とても不安になりました。

其れからは出来る限り、家では食後に歯磨きをするようにしています。此れは殆どの方がやっておられます。

10年余前から多少ですが支援している山田宏参議院議員は、朝日大学歯学部客員教授でもあります。歯について造詣が深く、予防医学は口の健康からと提唱されています。山田宏氏が東京都杉並区の区長をされていた時、此れを実践されて多くの方から高い評価を受けました。

歯の健診を定期的にされている方の全体の医療費は、大分低いようです。此の施策を取り入れている自治体・健保組合もあると聞いています。ですから私は2か月に1度くらいのペースで歯科医院へ参ります。もっと早く気が付けば良かったです。

1年半程前に、仕事の関係で地主様を訪問したのですが、其の時の奥様が70歳近いにも拘らず、とても綺麗な歯をしていました。お聞きした処、ヤクルトの歯磨き剤「薬用アパコートS.E.ナノテクノロジー」（120gで2200円とっても高い）を使用しているとの弁。考えてみれば女優の方は歯がとても綺麗ですね。私は此の製品の2つ目を使用中です。

4年程前、5月の連休明けに見たテレビによると、スウェーデンでは虫歯の人がとても少ないとの事。理由は、寝る前迄にフッ素入り薬用歯磨き剤でしっかり磨き、其の後、口を漱がずに就寝する事だと、歯学博士の先生が仰っていました。

残念乍ら日本人には其れが出来ない、との弁。そんな気持ち悪い事、とびっくりしつつ、1か月程やってみましたが、結局、継続出来ませんでした。そりゃ無理ですよね。

何せ、長年に亘って養生しなかった咎《とが》で、歯茎が弱っているというか、痩せています。1年程前からは、歯磨きした後、左手の3本の指で歯茎マッサージをやっています。血が出る時もあります。何時も歯間ブラシを持っていて、食後に先ず歯間ブラシで歯にはさまったものを除きます。此れをしないと、とても気持ちが悪いからです。彼此30年余前から歯間ブラシを使用しています。自宅等に常備しています。

歯茎は歯の土台です。此れ以上にひどくなったら大変です。今さら遅いと思いつつ、歯磨きの後にマッサージを励行しています。

洗口液もちょくちょく併用しています。此れ良いなと思ったら、やってみる事が良いかと思っています。食事の時に大好きな沢庵を、自分の歯で音を出して食べ続けたいです。

令和4年4月14日、政経倶楽部にて名古屋市昭和区の坂井歯科院長による講演「コロナとお口の関係」を拝聴。口は全ての食べ物等の入り口、唾液に凄い効力がある事、老化を抑える作用がある等、為になるお話でした。酒井謙介先生は、地元のいりなか商店街発展会の会長もされていて、心より敬服した次第です。カラオケ・詩吟・民謡・端唄等を唄う事は、とても良いと仰いました。一人で家に閉じこもらず、人とお話ししましょう！との事。

最近通い始めた歯科医院には「フッ素を塗ろう」というポスターが貼ってありました。そうだ！と思い、寝る前に洗口液で歯磨きした後、フッ素入りの歯磨きで磨き、少し吐き出した後、其のままで寝るようにしています。

㉖

足で動く

出来るだけ電車、バス等の公共交通機関に乗る

明治時代迄は大名、お公家さん、お大尽の方以外は、大概歩いて移動していました。先に書きましたように「ナンバ歩き」で移動していたのです。

ですから、朝から晩迄常に歩いていた訳です。庶民には身体が肥えた人は少なかったようです。幾ら良く食べても、日常や仕事で常に歩いているのですから、肥満の人は少なかったのです。

戦後、日本が世界2位の経済大国になり、『ジャパン・アズ・ナンバーワン』という本が出る前から、車社会になってきました。田舎では交通網が発達していない事から、一人が1台ずつ保有する家庭もあるくらいです。勿論ドライバーはハンドルを回したり、ブレーキやアクセルを踏む等の操作が必要ですが、其れでも車で移動するほうが楽で便利ですので、多

くの人が車を保有するようになったのです。

例えば春から秋に掛けて、滋賀県・岐阜県の県境にある伊吹山（1377m）に登る場合、殆どの方は車で伊吹山ドライブウェイを経て九合目の駐車場をめざすでしょう。車を停め、少し上がれば頂上で、眼下には琵琶湖等を眺める事が出来ます。お食事等をしてから、又伊吹山ドライブウェイを経由して自宅等へ帰ります。此れが楽なんです。

木曽駒ヶ岳に登るには、千畳敷駅迄ロープウェイを利用するのが一般的です。人気ですから待ち時間は可なりありますが、乗ってしまえば8分程で標高2300mの千畳敷に着きます。周辺を散策される方、駒ヶ岳・宝剣岳へ登る方に分かれますが、此処迄自分の足を殆ど使わなくても素晴らしい景色を一年中眺められるのです。昔の人にとっては夢みたいな事でしょう！

名古屋市では65歳になると、1000～5000円の負担金で「敬老パス」が頂けます。私も持っています。1年で730回という利用制限はあるものの、市バスや地下鉄、名鉄・JR東海・近鉄の市内運行区間を無料で利用出来ます。名古屋市にとっては収入減少を意味します。

しかし乍ら、此のパスによって65歳以上の市民の方が家からバス停へ、バス停から地下鉄駅等へ移動されます。交通機関の間を自分の足で歩く点は、自家用車等で目的地へ行くのとは大きな違いです。名古屋市にとっては、医療費関係の負担が減少するという、大きなメリットがあるのです。双方にとって良い事ですから、バス・地下鉄等を大いに利用しましょう！

名古屋市のような制度がない自治体は多いでしょうから、此のような制度にすれば医療費が減少する、「損して得取れ」ますよと、町内や学区内等、地域民でまとまって議員さん等へ要請するのも一つの手かもしれないですね。自分の足で動ける内はどんどん歩いておきましょう。其れが健康面にも良いと思われますが、皆様如何でしょうか？

㉗

5本指靴下

「地に足がついた」ような安定感、充実感

私はほぼ毎日、５本指靴下を履きます。彼此40年程続けています。とは言っても、結婚式や葬式等には普通の靴下を履きます。

どうして５本指靴下を履き始めたか？　其の理由は恥ずかし乍ら、はっきりとは覚えていません。私も、以前は指が分かれていない一般の靴下を履いていました。唯、何かのきっかけで５本指靴下の事を耳にして、直ぐにやってみよう、と購入したのです。大概は、ワークマンで買っています。３足、４足、５足セットがあります。合繊製品は以前から嫌っていて、殆ど綿製品です。

有難い事に廉価なのです。色も或る程度多様です。此れを履きだすと、其れ迄の靴下は履く気になれなくなりました。其の理由は、５本指靴下を履くと足指の一本一本に力が入り、

きちんと動いてくれるからです。だから歩いていても、小走りになっても、とても充実して活動出来るのです。例えは少し違うかもしれませんが、「地に足がついた」というような安定感、充実感があります！

私は40年程前から民謡と端唄、そして茶道をやっています（今は茶道の稽古には出ませんが、毎日、抹茶を喫しています）。茶会・唄会始め・浴衣会等では、着物を着ます。そうすると当然乍ら足袋《たび》を履きます。足袋は親指と其れ以外の足指の二手に分かれます。和服に足袋を履くと、特に袴を着ると凄くシャキッとして気持ち良いものです。明治以前は洋服等なかったのですから、身分に応じた着物を着ていたのでしょう！　所得の低い人達は、足袋等とは縁がなかったかもしれませんが。

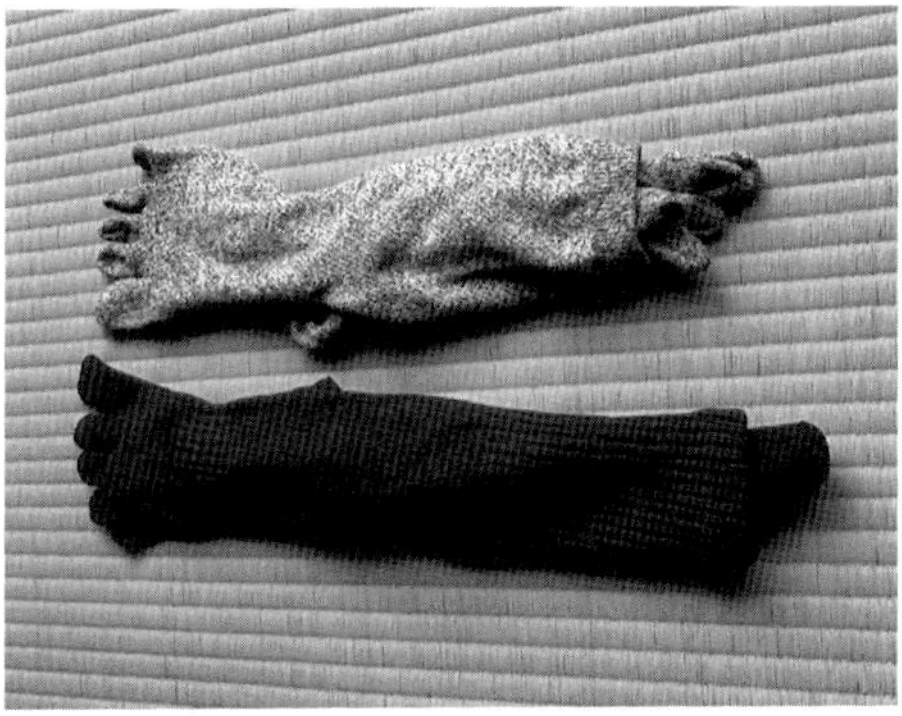
此れが5本指靴下（綿）です。柄も色もあります。

ナンバ歩きと足袋は、明治迄は当たり前だったと思いますが如何でしょうか？　ナンバ歩きと5本指靴下は、現代の日本でファンを少しずつですが増やしています。此のような事に関心がある方が増えているからだと思います。目の前で現実に起きている事に疑問を持ったり、いまよりももっと良い方法はないかと探ったり、そうして行き着いた方々ではないでしょうか。知り合いが実践していて、影響でやり始めた方等がいるでしょう。春から秋に掛けては素足に下駄や雪駄を履くのはとても気持ち良いですね！

28 半身浴

タオルを肩に掛けて読書をする至福の一時

此れは40年程前からやっています。何の会でお聞きしたか忘れましたが、下半身を温めて全身の血の巡りを良くする事が出来る点が、一番の押しです。

殆どの方は湯船に入る時、肩迄ズッポリと浸かる事を望まれる筈です。私も生まれてからずっと、何の不思議も疑問も感じずに入浴していました。小学校3〜4年頃迄、吾が家では所謂《いわゆる》五右衛門風呂を使っていました。其の当時は薪《たきぎ》を用い、煮炊きも竈《かまど》でしていました。家の井戸から風呂迄管が引いてあり、手製ポンプを押して風呂に水入れをしていました。風呂焚きは兄弟が交替でやっていました。経験を積む事で火加減を覚えました。熱いのが好きな父が一番風呂で、其の後は水で埋めないと入れなかった事を覚えています。五右衛門風呂は風呂桶の中の板に乗るのですが、ひっくり返ったらどうしようと、よく思ったものです。

さて、半身浴の事を聞いてから実践しようとすると、妻は「なぜ？」と疑問を呈し、そんな風呂には入りたくないとの事。其処で、私は私で勝手にやるから、私の後にお湯を足して入ってという事で納得してもらいました。妻が私の前に入浴した際は、勿体ない事ですが湯を減らしました。

入浴時に私はストップウォッチを持参して、大体は読書の時間にしています。15～20分で音が鳴るようにセットし、もっと読みたい時は再セットします。大概は半時間から1時間ぐらい読書します。お湯がぬるくなってきたら追い炊きをします。食事の際にお酒を少なからず飲んでいた時は読書の最中に気持ち良くなり寝てしまい、本を湯の中へ落とした事が7回程あります。しょうがないですね。とても大事な本は、風呂での読書をしません。

多くの方は、冬場の半身浴は寒くて風邪を引くと言われますが、私は全然、風邪を引きません。冬場でも体を冷やさないようにする為に私がしている手順を紹介します。

風呂へ入る際は、タオルを肩に掛けます。15分程で顔・腕・お腹等から汗が出てくるので、其れをタオルで拭くのです。1時間余も入っていると、タオルがびしょ濡れです。サウナに入る方はご存じでしょうが、濡れた身体をタオルで拭いてサウナに入りますと、入っていると全身の毛穴から汗が出てきます。其れと同じ事です。因みに半身浴する際には、腰から下へ掛け湯をして入って下さい。臍より上は濡らさないのが基本です。湯の高さは風呂に入って、臍の高さになるようにして入ると良い塩梅になります。タオルを肩に掛けて読書等をすると、とても良い一時になります。

読書を終えてから湯船にゆっくりと浸かり、其の後洗面して髭剃り等をします。ですから入浴時間は大体1時間余です。髪の毛を洗わなくても、髪の毛はほぼ濡れた状態になる時が多いです。日本では江戸時代、半身浴蒸し風呂タイプの公衆浴場が主流だったようです。明治の初め頃迄は混浴だったようです。昔の人が羨ましい?ですね。生活に余裕がないと内風呂に入れないのが現実だったのでしょう。

日本人は世界の中でも「風呂好き」である事で有名なようです。色々なお風呂の楽しみ方をしたいですね。一昨年秋、開聞岳登山に行った際、70カラット《(歳)》にして初めて砂蒸し風呂に入る事が出来て、とても嬉しく思いました。

全く余談ですが、日本は水が豊富ですから毎日でも風呂に入る事が出来ます。フランスではワインよりも水が高いようですね。だから安く飲めるワインを飲み過ぎてアルコール依存症になる人が多いのでしょうか? 日本は良いですね! 香水が発展したのも、風呂に入る習慣がなく、体臭を消す為だったようです。

そういえば、海外の温泉は水着姿で入るようです。男女一緒に入っています。此れは此れで楽しそうです。私は「日本秘湯を守る会」会員の宿に泊まる事や、日帰りで入浴する事もとても楽しんでいます。皆様は如何でしょうか？

因みにお風呂の温度は以前は41度ぐらいでしたが、科学者の武田邦彦先生の御説に従って43度で入浴するようにしています。熱い風呂に入ると血の循環がとても良くなるそうです。昔の銭湯は43度くらいだったそうで、一日の疲れを落として明日への鋭気を養う役割を担っていました。

参政党の吉野敏明先生から、入浴の目的は身体に水圧を掛け、体温を上昇させる事で体の抹消の循環を上げ、其れによって免疫力を上げる事、そして浮力により体重が軽くなる事を聞きました。又ロキソニンやバファリンなどは抹消の循環が悪くなるとの事。漢方薬のほうが良いともお聴きしました。入浴せずにシャワーだけで済ませている方はなるべく入浴した方が良いようです。

尚、半身浴でも、最後には必ず顎迄熱い温度で5～10分程は浸かって下さいね。

㉙

リンパマッサージ

全身の血液の巡りが良くなり、疲れにくくなる

30年余ご教授頂いている端唄の宗家である華房師匠より、10年余前にリンパマッサージをすると良いとご教示頂きました。リンパ節というのを聞いた事はありますが、詳しい事は全く知りませんでした。

少し調べた処、リンパ球は白血球の一種で免疫に関わる細胞であり、抗体を作るとの事。赤血球は酸素を全身に運び、二酸化炭素を回収する役割だそうです。そして白血球は、身体に侵入したウイルスや細菌等から身体を守る役割である事も知りました。小学生レベルで本当にお恥ずかしい限りです。

眠っている時でも身体の中では臓器、血液等が絶えず働いてくれています。此れは死ぬ迄続きます。自分は「疲れたから／夜になったから寝る」と思っていますが、不思議ですね。

師匠が仰るには、リンパマッサージをすると、やり方次第ですが、全身の血液の巡りが良くなり、肌質も良くなり、何と言っても血色が良くなる。そして疲れにくくなる、との事。此処迄ご教示を頂くと、やらない法はなく、ボチボチですがやっています。

リンパマッサージは、やはりお風呂上がりに水を飲んでから、首筋辺りからするのが一番で、食後は避けたほうが良いようです。何と言っても血の巡りが良くなるのが一番ですね！私はお風呂に入った時にする事が多いです。

リンパマッサージに絡む話ですが、男性は睾丸を揉む事が大事だと、私がよく聴くＣＢＣラジオの『北野誠のズバリ』でも言っていました。大事なものはフォローし続ける事が必要だ、と。やり方は簡単ですが、続けるのは中々難しいです！

此れは、色んな面で好影響があります。少し調べると分かって頂けると思います。ユーチューブ等で紹介されているので、ご覧になって自分に合った方法で其の箇所をマッサージされたら如何でしょうか？　一般的なリンパマッサージサロンでは睾丸マッサージはしていませんが、自分でやれば無料です。どうも自分でやるときつくなりがちですが、軽くやるのが良いようです。

30

寝る時の足裏マッサージ

安眠する為に、足と足裏に感謝し乍らやってみる

冬場は身体が冷えます。特に風呂に入らなかった時、寝る時は足元が冷え、湯たんぽや、温水を入れた５００㎖のペットボトルを２本、足元に入れていました。風呂に入っても時間がたてば足元が冷たくなってきます。登山の時に使う厚めの靴下を履いて寝た事もあります。登山等色々と活動をしていますが、低血圧ですので手も足も冷たいのです。寒いからどうしようとなり、自分でマッサージをやってみようと思いつきました。１年程前より布団の中で、踵を使って反対の足裏全体を揉み始めました。

右の踵で左足裏等を揉んだ後に、左の踵で右足裏全体をマッサージします。此れを5～10分余続けますと、大分温かくなってきます。そうしていますと気持ちが良くなり、眠りに入っていけます。時間は皆様適宜にやって下さい。一日に何度かに分けても良いでしょう。

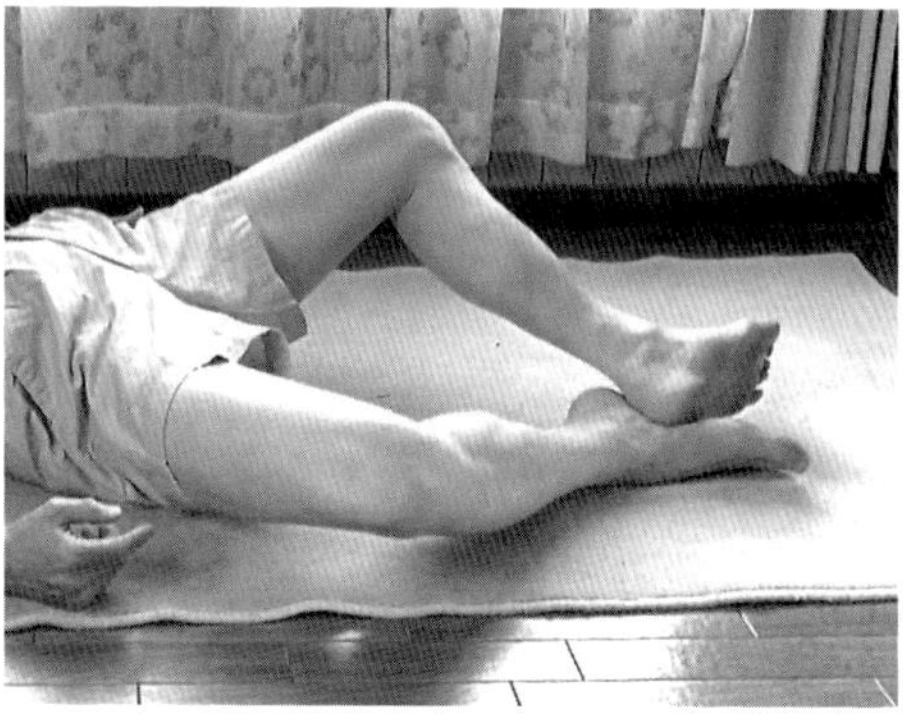

片方の足の踵でもう一方の足裏をなるべく強く押してマッサージします。

仏教詩人として有名な坂村真民先生（平成18年12月逝去）の詩に、「尊いのは頭でなく手でなく足の裏である／一生人に知られず　一生きたない処と接し　黙々として　その努めを果してゆく　足の裏が教えるもの／しんみんよ　足の裏的な仕事をし　足の裏的な人間になれ」の一節があります。

真民先生は「二度とない人生だから」「本気になれば世界が変わってくる」等、多くの詩を私達へ残して下さいました。風呂で足指を揉み、布団の中で自分の踵でもう一方の足裏等を揉む。皆さん感謝もしないで当たり前に思って歩いたり走ったりしていますが、此れは自分の足、特に足裏の存在なくしては出来ない事です。

冬場以外は関心が薄れて足裏マッサージが疎《おろそ》かになってしまいますが、夜、布団の中で足揉みをし乍らちょくちょく此の事を思い出して、足と足裏に感謝しています。

31

褌《ふんどし》を着ける

急所の風通しを良くするのは何より大事

彼此35年程前から褌を着けています。ブリーフやトランクスはゴムがきつく、肌に当たって痕がついたりして不快です。元々皮膚が弱く、子供の頃は靴下のゴムで足首がかぶれる事が多く、よく母に手当てをしてもらいました。ですから褌愛好者から其の効能を聞いて、早速購入しました。どこでも売っている訳ではありません。丸栄百貨店で売られているものには「さるまた」と書かれていました。妻の感想は「変なものを着ける」というものでした。

7年余前から親しくしている鈴木直人氏は私よりずっと前から褌愛好家です。鈴木氏は高校1年生以来60年の褌党で、母親が晒しを購入して作られていました。今は奥さんが同様に作られているとの弁に、びっくり仰天しました。とても真似出来ないです！

経営者漁火会の幹部であった近藤建氏からは、お互いに褌愛好家という事で、藍染めの褌を5枚頂戴して愛用しました。藍染めは何とも言えない良いものでした。

男にとって睾丸は急所です。此処を風通しよくするのは何より大事な事です。

今はネットでも買えます。山登りの際は褌がずれるので都合が悪く、トランクスにしています。

実は明治時代頃迄は、日本男児は褌を着けるのが大半だったのです！　私が子供の頃、母は腰巻きを着けていました。現代の人にそんな事を言ってもピンとこないかもしれませんが、其れは真実なのです。

着けた事がない方に、一度チャレンジする事をお勧めします。日本人を実感されるのではないでしょうか？　10年程前には「赤ふん」が流行りました。私も5枚程求めました。女性が寝る時に褌を着けるのも静かなブームのようです。

そんな訳で、褌仲間が増える事を楽しみにしています。

32 朝の快便

楽しみ乍らやってみて、幸先の良い一日のスタートを

有難い事に私は便秘症ではありません。山登りで環境が変わった時に、若干、便秘気味になる事はあります。

日本では一日三食の人が多いでしょう。全世界の人口80億人の内、凡そ1割の8億280０万人が飢餓で苦しんでおられるそうです。世界では一日二食の方が多いようです。三食頂けるのはとても有難い事です。ジャパン・アズ・ナンバーワンと言われた日本も、此の30年で徐々に坂道を転げ落ちています。

１９７０年代、国民の大多数が中流階級に属すると考えていましたが、現在は子供食堂が全国に何と７４００か所以上あるのです。身近に其のような方がいないと、分かりにくいものかもしれません。だけど現実はハッキリしています。障害を持つ人も身近にいると問題点

が分かりますが、身近にいないと其の問題が見えにくくなります。ワクチン後遺症等も同じ事がいえると思います。現実ははっきりとしています。

そんな中、所得格差等の要因もあり、糖尿病等の生活習慣病がとても増えています。三食をきちんととっていても、運動不足だったり栄養バランスが崩れていたり、あるいは間食をする事でカロリーを摂り過ぎている人もいます。

そしてコンビニエンスストアは5・5万軒以上もあり、24時間営業しています。自動販売機は500万台以上設置され、普及台数は世界一です。何時でも食料や飲料を手に入れる事が出来るのです。勿論、夜中に仕事をしている人の為には必要なものでもあります。昼と夜が反対なので大変な事です。

此のような環境に住んでいると、ご飯・お味噌汁を基本とした食事を摂る機会はどうしても少なくなりがちです。食事の内容は勿論大事なのですが、食べたものを内臓で消化し、運動して消費し、そして排泄もしなければ、不必要なものが身体に残留します。

便秘は排泄が上手くいっていない状態です。私は其れを防ぐ為、朝、色んな運動をしています。15歳くらいから71カラット（歳）の現在迄体重は53~55kgくらいで、殆ど変わっていません。したがってズボンが履けなくなる、上着が着られなくなる事が全くないのです。

朝、自分で決めた手順で運動等をしていますと、最低でも2～3回は排泄します。俗にいう「痩せ型」です。身長は163cm程で低いほうです。食事は美味しく頂いています。其れから朝の排泄の順番ですね。

ユーグレナを頂き、朝の太陽を拝し乍らの腹式呼吸・耳運動・万歳ショウ体操・踵落とし・マエケン体操・四股踏みの後、又は途中でトイレに行きます。

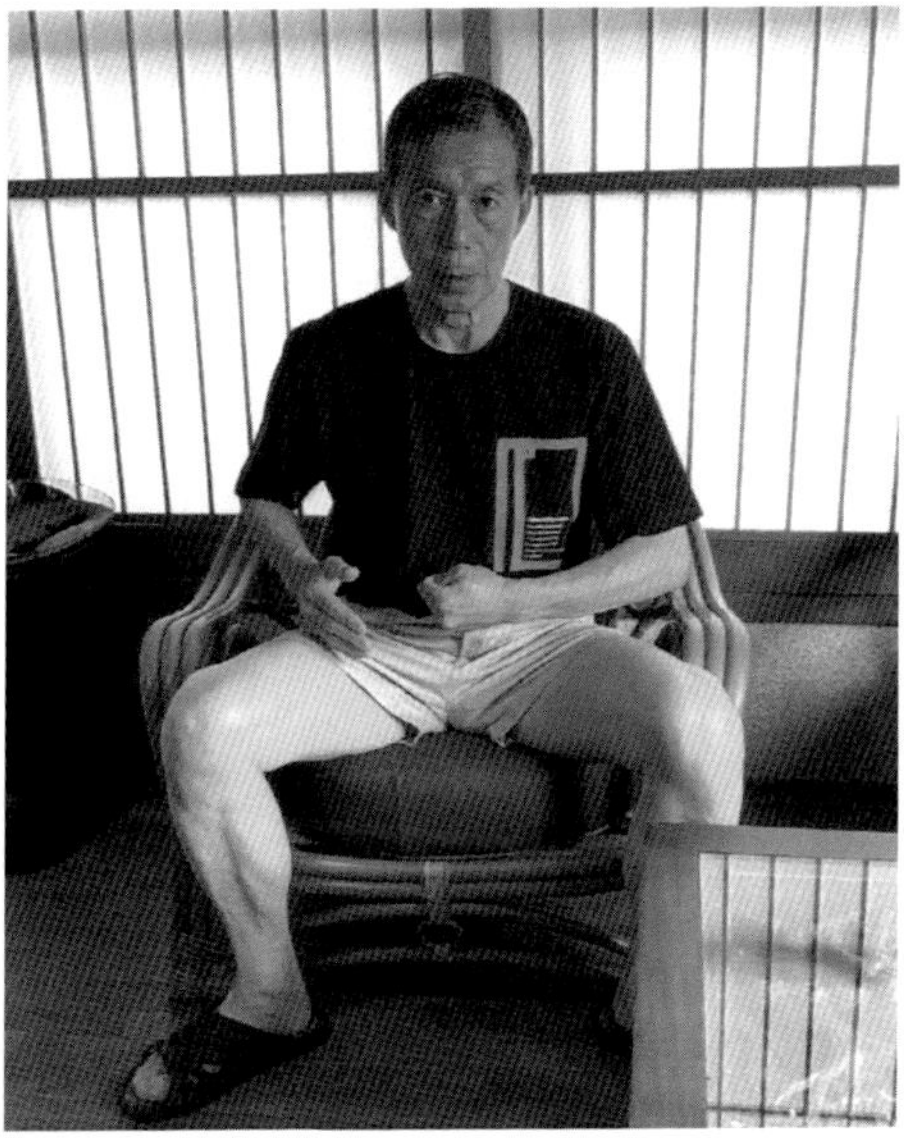

便座に座ったら、左手を拳にし、右手で覆いかぶせて下半身（お腹）に押し込めます。

手順としては①先ずズボンを下ろします。②両手で円を描くようにお腹をマッサージ。③着座。④左手を拳骨にして、右手で覆います。⑤左手をお腹へグッと押し込みます。⑥前屈みになります。此れで大概は勢いよく排泄出来るでしょう。背中とお尻の境目の辺りを、背骨に沿って上下に摩るのも良いでしょう。皆様、色々と試してみて下さい。きっと新しい発見が生まれるでしょう。

5年程前は煉瓦状の発泡スチロールを2つ置き、其の上に両足を乗せてやっていました。色々と試行錯誤しています。完璧な事等世の中にないでしょう！　色々と楽しみ乍らやってみる事をお勧めします。因みにお腹を押す加減も自分自身で丁度良い具合を見つけて下さい。キックボクシングの足蹴りをされると大惨事になりますので。

兎に角、快便は意義ある一日を成す大切なステップだと思っています。

33 クンバハカ（肛門締め）

此れを知っているか知らないかは大きな違いではないか

30年近く前、天風会に入会して初めて「クンバハカ」（肛門締め）を知りました。此れを使うと人間の生命力が格段に上がる、との教えでした。

昭和37年5月3日、東京都荒川区の国鉄（当時）常磐線三河島駅で列車脱線多重衝突事故があり、１６０人の死者を出しました。圧死で亡くなられた人が多かったようです。其の列車に乗り合わせた天風会員は、脱線の刹那からクンバハカに集中した為圧死に至らず、怪我で済んだとお聞きしました。

凄い生命力が発現する、との事です。例えば車を運転していて「あっ、車とぶつかる」と思った刹那にクンバハカをすると、身体全体に鉄板が入ったような状態になるから大怪我を負わずに済む、とのお話です。

此のクンバハカを天風会の創始者である中村天風先生は、インドの山奥でヨガの聖者カリアッパ師から会得されました。ヨガを学ばれている人は此の話の理解は早いでしょう。天風先生は著書『成功の実現』で、「どんな場合でも、おのれの身体と心は自分がバンと守らなければならない。其れが僅か肛門を締めて、肩を落として、腹（肚）に力を入れるという単純な方法で出来るのだから、有難いなあ」と仰っています。此れを知っているか、知らないかは、大きな違いではないか、と常々思って感謝しています。

「気がついたらクンバハカ」。私は今、天風会友となり、天風先生の金言がのっている天風手帳を愛用し続けています。

34

トイレ掃除をする

少しでも役に立つ事は、気持ちが良い

25年余前に、恵那・中津川の経営者が中心の21世紀クラブに入会しました。此の会の根本的柱は、㈱ローヤル（現㈱イエローハット）の創業者である鍵山秀三郎氏のお考えです。日本を良くしたいという氏の薫陶を受けた、恵那・中津川を中心にした経営者によって作られました。詩集『念ずれば花ひらく』を著された坂村真民先生等の先生方のご講演が恵那市であったのが縁で、私は名古屋から恵那・中津川へ通う事となりました。

鍵山秀三郎氏が掃除道（トイレ掃除）を一人で始められて、「日本を美しくする会」、ひいては台湾等に広まったのは、経営者を始め多くの方が掃除道に影響された為でしょう。

私は出来損ないですから、大した事はやっていません。自宅の便器を素手で綺麗にするくらいです。東日本大震災の時、石巻のほうへ4度参りました。其の際、名古屋で毎月25日に

早朝街頭掃除をやっている事をお聞きして、其れ以来、参加しています。冬場、朝5時前に起きるのはつらいものですが、仲間に会える事、少しでも名古屋錦界隈の景観整備に役立っているのではと思い、参加していました。安藤氏が代表です。掃除道具を用意して下さり、10人余の社員の方が参加する㈱ソエダの小山社長には感謝しています。

事情があって、私は令和4年9月からは名古屋栄へは行かず、1人で自宅界隈を掃除する事にしました。

ゴミを拾う人はゴミを捨てない。ゴミを捨てる人はゴミを拾わない。

少しでも役に立つ事は、気持ちが良いですね。

鍵山秀三郎氏は、トイレ掃除・ゴミ拾いをするにしても、何時も考えて道具・やり方を工夫してこその掃除道だと、常々仰っていました。トイレ掃除でも仕事でも、平凡な事を丁寧に積み重ねていけば必ず実るものがある「凡事徹底」等のお話には胸を打たれます。因みに、ハガキ道（複写ハガキ）の実践者でもあられます。

35

運転する時の姿勢

背凭れと背中の間に魔法瓶を置くと姿勢がよくなる

35年程前、調和道協会の集まりに1年程参加していました、其処で姿勢がとても大事だとご教示頂きました。車や電車で席に着く時、後ろに凭《もた》れる事が多いと思います。此の時、座面の前のほうに座れば背中がビシッとなるのではないでしょうか。

車を運転する時、背凭れと背中の間へ置く商品を一度購入しました。或る読書会で先輩から譲って欲しいと言われ、お譲りしました。其の品を再購入しようとしましたが、在庫がありませんでした。

其処で、何とか其れに代わるものはないかと探しました。ペットボトルでは、水が目いっぱい入っていても柔らかいから動きます。結局、魔法瓶が一番良いと分かり、30年余続けています。だから私の背中は背凭れに着かないのです。腰から肩・首・頭へと、真っ直ぐとは

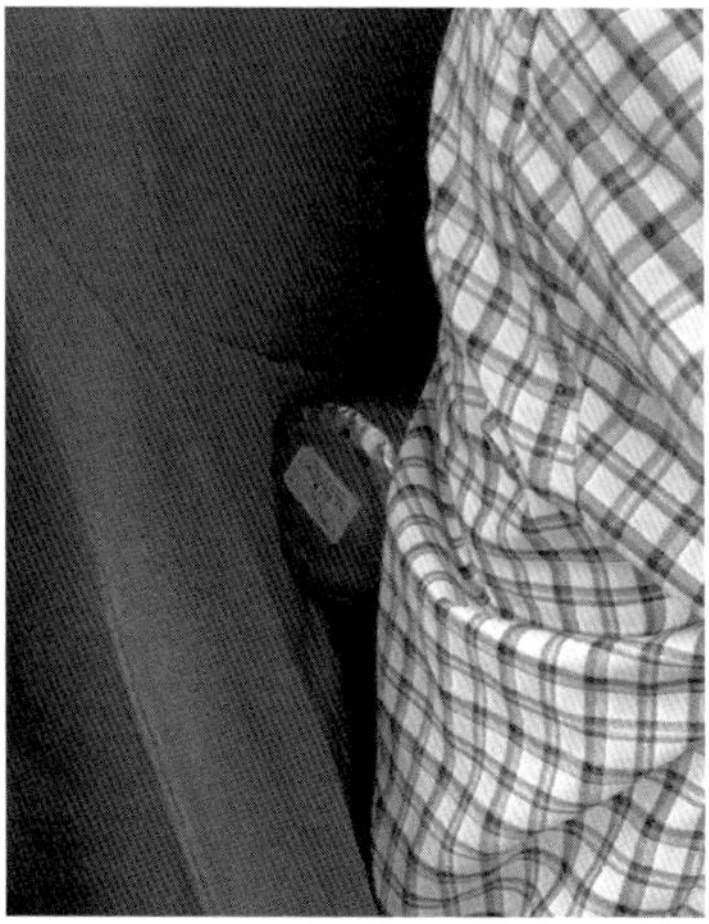

小型魔法瓶を背中と座席の間に入れます。

言えませんが、可なり良い姿勢で車を運転しています。結局、此の魔法瓶は此の事だけに使っています。

時たま妻が私の車を運転する際は、邪魔と言って魔法瓶を除けます。殆どの方はそうされるでしょうね！「楽は苦の種、苦は楽の種」という諺があるように、人間はどうしても楽な姿勢を取ってしまいます。其れが積み重なっていくのです。「ローマは一日にしてならず」。此れは事業等で言われますね。壮年・老人になっても姿勢の良い人は、何と言っても格好良いです！

幾ら若くても、姿勢が悪いと好感を持たれません。特にお仕事、ボランティア等をしておられる方は、単純な事ですが、一度心がけて実践して下さい。家族、知人が貴方の姿勢に気付いてくれる筈です。そうなれば占めたもの、其の姿勢の良さ、「格好良い」が続いていく筈です！　其れによって、整形外科、接骨院等へ余り行かなくても良くなるのでは？と思っています。

㊱

読書

月に1冊は本を読む。再読も良し

㈱ティアという葬儀社があります。葬儀業界において、全国で2社目に東証一部上場を果たしました（令和4年4月に東証スタンダード市場へ移行）。

社長の冨安徳久氏は何時もエネルギッシュです。名古屋経営者漁火会では5回程講演して頂き、私も拝聴しました。冨安氏は激務をこなされ乍ら、年間240冊程読書をされます。再読を含むとはいえ、尋常ではない量です。速読術を会得されているのでしょうが、凡人にはとても真似出来ません。

斎藤一人氏は知る人ぞ知る「銀座まるかん」の創設者です。著書の中で、自分は中学卒で、真っ当には学校へ行かなかったと記されています。

15年程前に聞いた話ですが、株売買・土地の転売等をやらずに平成16年迄の累計納税額が

173億円との事です。お弟子さん達も高額納税者です。

斎藤氏のお母さんが出来たお方で、学校へ行かなくても文句等言わず「貴方の好きな事をやれば良いのですよ！」と仰ったそうです。斎藤氏は学校へ行く事は少なかったのですが、本をしっかり読まれたそうです。相当多くの本を読まれたのでしょうね！

恐れ多くもですが、上皇后の美智子様は日清製粉の社長・会長を務められた正田英三郎氏のご長女です。読書量が多く、後年、読書について語っておられるのを拝見、拝読しました。幼少期から読書をされている御方は根本が違うと痛感しています。

購入したものの未だ読んでない本が、実は大分あります。令和4年11月、京都綜學院の集まりの縁がありまして、あの有名な楠木正成公の千早赤阪城址、金剛山等へ参りました。40年前に読んだ吉川英治著『私本太平記』を再読しました。40年前には思ってもいませんでしたが、吉川英治先生のご本（『宮本武蔵』も再読）は奥が深く凄いと痛感しています。尋常ではない読書量をされている冨安氏の努力を見習って、出掛ける車中や半身浴中等に読書を続けています。

37

音読

元気がないと声を出せない。声を出すと元気になる

私は8年前に仏壇を買ってから、朝晩、読経しています。

連日読経していますと、経本を諳んじる処もありますが、何時も経本を拝見し乍ら読経します。此れ即ち、音読だったのです。

半身浴の最中に読書をしますが、其れ迄お経以外で音読したのは累計30時間ぐらいでした。其れぐらい、音読を続けるのは私にとって難しい事でした。

私が本を出版しようとしている事を知っている妻が、購読している『プレジデント』（令和4年4月15日号）を読んでみたらと渡してくれました。「頭がいい文章　バカな文章」という特集号です。

16ページに齋藤孝先生の「スピーディーで的確に書く！　齋藤孝の語彙力パワーアップ大

作戦」がありました。其処には記憶に残り易い1分間・音読の為の文章として、①太宰治『走れメロス』、②芥川龍之介『蜘蛛の糸』の冒頭、③夏目漱石『私の個人主義』、④福田恆《つね》存《あり》訳のシェイクスピア『マクベス』から、其れぞれ短い一節が紹介されていました。

此の4つを1分という時間を意識して10回ずつ音読しました。初めの『走れメロス』は1分17秒、10回目が一番速く55秒75でした。相当速く音読出来ました。次の『蜘蛛の糸』は初めが38秒、10回目は31秒05でした。少し慣れてきたから短縮出来たのでしょう！ 因みに1週間後に同じ事を試みました。『走れメロス』の10回目が55秒51。『蜘蛛の糸』の10回目が30秒06。余り変わらなかったのですが、良い文章を音読する事は中々良い事だと思います。

齋藤孝先生は以下の4冊を音読に勧めておられます。
①芥川龍之介『蜘蛛の糸・杜子春』（新潮文庫）、②夏目漱石『私の個人主義』（講談社学術文庫）、③福沢諭吉『新訂 福翁自伝』（岩波文庫）、④シェイクスピア『マクベス』（福田恆存訳、新潮文庫）です

文豪達が残してくれた名文を沢山読んで日本語力を磨くと、楽しみ乍ら表現力が身につくのではと仰っています。

何にしましても、元気がないと声を出せません。つまり声を出すと元気になります。

此のような訳で私は最近、半身浴では5冊の本を選び、順番に30分~1時間程音読していま す。音読は自分の口で本を読む訳ですが、其の声を自分の耳が聞く事で、皆様が思っている以上のダブル効果があると識者からお聴きして意を強くしました。電車・バス等に乗車の際は黙読したものですが、半年程前からは声を出さずに口を動かして音読しています。珍しいでしょうね！　今後も続けて参ります。

「ものは試し」と昔から言われています。やってみられたら如何でしょうか？

38

10年日記を書く

何を書くか考えるとボケない。此れが良い

令和3年2月21日より、10年日記を毎日――時たま纏めて――書いています。

そんな私ですが、50年余前に日記帳を購入し、合計20日ばかり書いて以来、書いていませんでした。其の後、40年以上書いていなかったのです。ですから私自身びっくりしています。

日記を再開したきっかけは、妻がよく視聴するユーチューブチャンネルでした。妻が好んで視聴する人が10人程いて、其の内の一人が「Dr.ヒロ」でした。彼の話し方に好感が持て、聞いた中に「10年日記を書くと運勢が良くなる」がありました。早速アマゾンで10年日記帳を注文、翌日到着。其れ以来書き続けています。因みに日記帳代は２５００円程でした。調べてみると10社程から販売されていました。安いのは１０００円台、高いのは１万円程です。安いほうを買ったのですが、満足しています。日本ノート㈱製のアピカで、１日あたり横

書きで4行、其れが下へ10年分あるのです。ケース付きです。初めの年は其の上へ2〜3行書けます。思考を纏め乍ら認める為、書き上げるには10〜15分程要します。皆様が思っているよりも時間が掛かるのです。

私は風呂へ入る前に書くようにしていますが、そうでない場合もあります。其の日に起きた事で何を書こうかと日中考えているような日もあります。一日の中でやはり印象が濃い事からです。私は不動産仲介と店舗開発の仕事に従事していますので、仕事について書く事が一番多いです。2年程前迄は、社長である息子へ簡単な業務日誌をメールで送っていました。

日記とはいえ、いざ認めようとすると色々な事を考えます。此れが一番の効果でしょうか？考えるとボケない、此れが良いですね！

70カラット《(歳)》から日記を書き始め

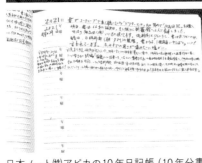

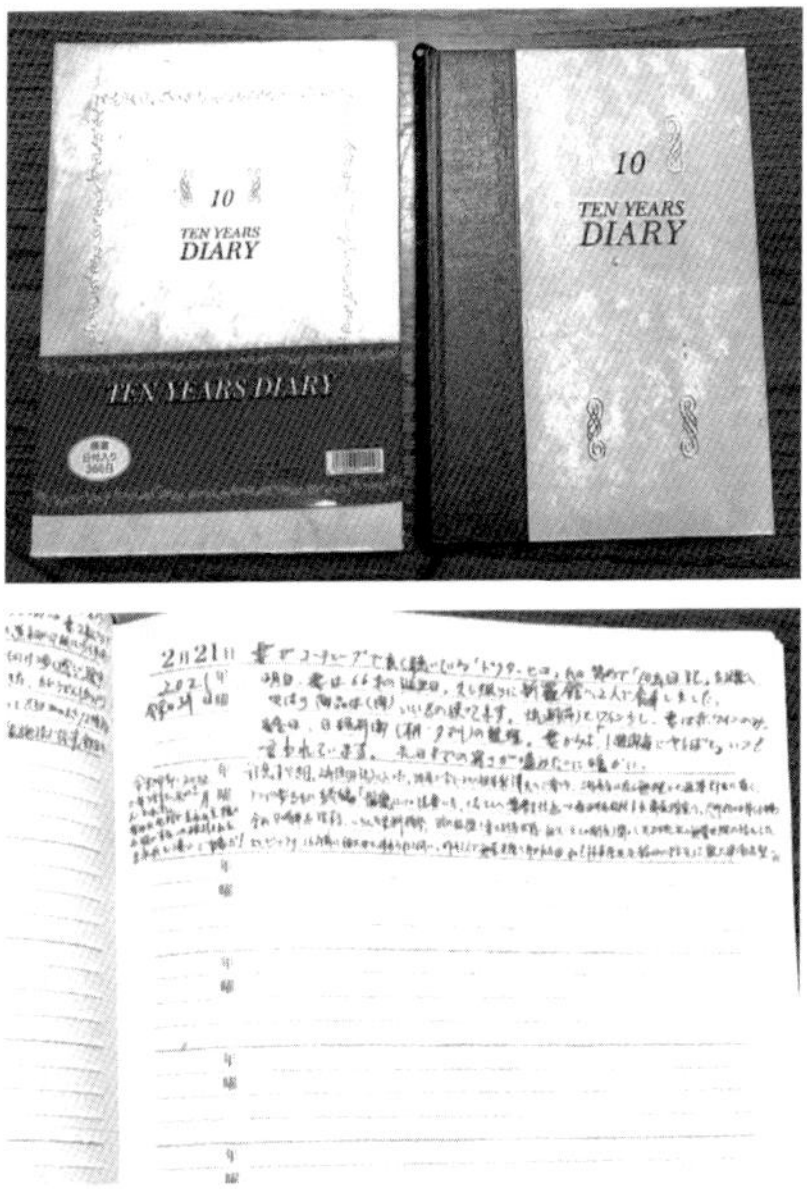

日本ノート㈱アピカの10年日記帳（10年分書けます）。ケース付きです。

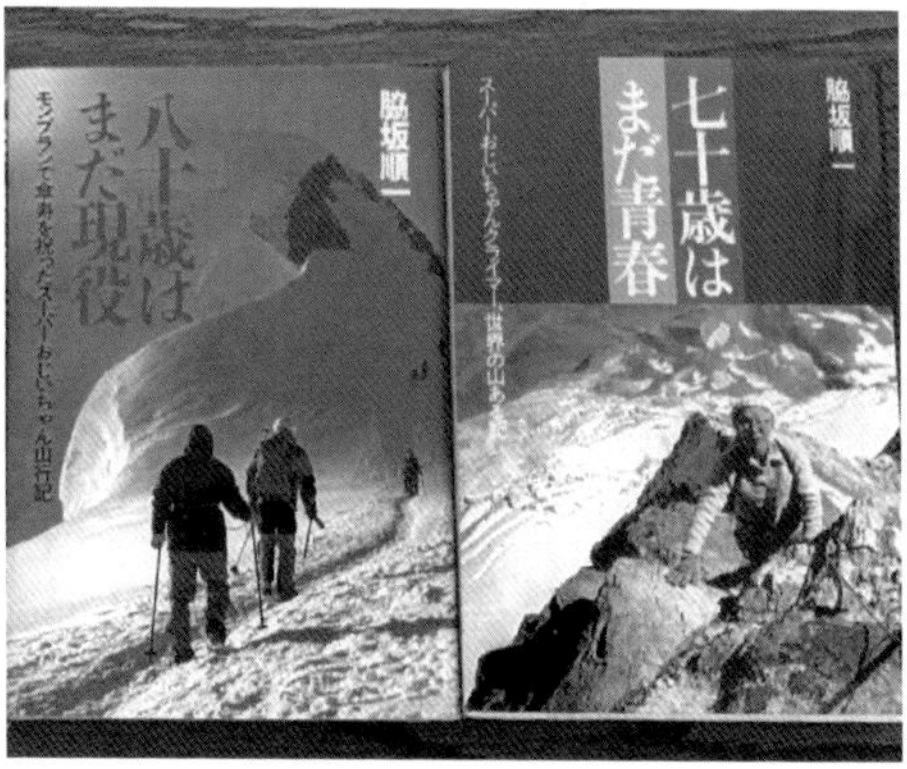

脇坂順一氏の著書『七十歳はまだ青春』と『八十歳はまだ現役』（共に山と渓谷社刊）。

て10年といえば80カラット《(歳)》です。皆様、気の遠くなる話ですね。雑誌で知ったのですが、医師・登山家の脇坂順一氏は85歳で海外２００座に登頂し、スーパー登山家、高齢者の星とも言われました。『七十歳はまだ青春』『八十歳はまだ現役』（共に山と渓谷社刊）の著書があります。私の蔵書でもあり、ちょくちょく拝読しています。平成15年に逝去されています。此の脇坂先生の存在は私達に何を示唆しているのでしょうか？　仕事・趣味に拘らず、年をとっても目標・夢をもって生きる事を実践された御方であるように思います。レベルが違い過ぎて恐れ多いですが、脇坂先生の生き方を目標にしています。

令和５年２月23日、遂に10年日記が３年目に入りました。今では毎日書く事と、その前に前年分、前々年分を見るのも楽しみになっています。

39

俳句・川柳・短歌のススメ

今からでも遅くない。自分の好きな時に詠めば良い

司馬遼太郎氏の『坂の上の雲』では、正岡子規（のぼるさん）は秋山真之と幼馴染であったと書かれています。秋山真之は、日露戦争で東郷平八郎が率いる連合艦隊の参謀として「丁字戦法」を進言しました。司馬遼太郎氏は余り触れなかったと思いますが、正岡子規は夏目漱石と大親友でした。

其の辺の事情は、2年程前に日経新聞で連載されていた伊集院静先生の『ミチクサ先生』に描かれています。子規と漱石は東京帝大で同期でした。ベースボールが大好きだった子規は、英語から翻訳する際に「打者」「走者」「四球」「死球」等、オリジナルの用語を生み出した事でも知られています。

正岡子規との縁から、夏目漱石も俳句を相当詠みました。25年程前に聞いた事ですが、

五・七・五で詠まれる俳句がアメリカでは簡潔で合理的だと捉えられ、人気があるとの事でした。毎年8月に愛媛県松山市で開かれる俳句甲子園に、当時はアメリカからハイスクールの生徒が参加していました。現在は海外の学生は来られていないようです。

俳句には通常、季語を入れます。新俳句では季語は不要です。茶製品と清涼飲料水メーカーである伊藤園さんが募集する「お〜いお茶 新俳句大賞」では季語なしの新俳句も投稿されています。

話がそれましたが、34歳で没した正岡子規が俳句体系を纏められたのは、偉業としか言いようがありません。

さて、アメリカ人にも人気の俳句・川柳に挑戦するのは如何でしょうか？

同人になったりする事・投句を考えなければ、山や海、旅に行った時、其の時に詠む、メモするなりして後で詠む、何でもありなのです。

私は年賀状に三句、拙句を認めますが、毎年10月頃から年賀状に入れる句を思案します。そして具体的に認めたものを知人の二和田様（埼玉と岐阜の往復生活をしておられる）に会って頂くかメールでお送りするかして、批評を頂きます。長年俳句を詠んでおられるので、素人の私には思いもよらない助言を下さいます。嬉しい限りです。

夏井いつき先生が民放やＮＨＫのＥテレ等で出演される番組はとても人気ですね。番組を見て、面白そうだから自分も始めてみようか、と思う人もいるのではないでしょうか。私も本当は普段から俳句を詠む習慣をつけるべきなのですが、凡事に終始しまして、現在の私には無理です。

自分の思った事を俳句・川柳に認める。決して今からでも遅くないと思っています。俳句・川柳は過去の事でも何でも良いのです。自分の好きな時に詠めば良いのです！

短歌は母が亡くなった年の年賀状に（お客様等へ）俳句でなく短歌を一つ認めたのみです。私にとっては敷居が高く感じられます。最近は短歌は若者（2世代）に人気のようです。川柳も季語がないだけに、五・七・五全部を創作しなければならないので、恥ずかし乍ら作句した事がありません。因みに、端唄の華房真子宗家は都々逸《どどいつ》（尾張熱田が発祥の地と言われています）も可なり作っておられます。

40

ハガキ道

私が長年仕事を続けてこられたのは此のお陰です

私は35年余前から「ハガキ道」を続けています。きっかけは坂田道信先生の講演テープを拝聴した事です。此処1年余前から月40枚程に減っていますが、長らく月50枚くらいを投函していました。書く事に関しては日常やっていたのが幸いしています。

年賀状は1000枚程書く事を10年余続けています。此れもハガキ道のお陰と感謝しています。

恥ずかしい話ですが、「詫び状」も7〜8通お出ししました。私が未熟者であるからです。ハガキ道で鍛えられましたので、大抵は下書きなしで認めて投函しています。

坂田道信先生、鍵山秀三郎先生は「複写ハガキ」を推奨され、実践されています。頭が下がります。当初20枚近く複写ハガキを認めましたが、及ばぬ事と諦めました。

此のハガキ道は仕事に凄く役立ちました。宛て名と住所は筆ペンで、文章は、こすると消える青のフリクションボールペンで書きます。或る議員の方から「黒は暗い、青は明るい」という助言を頂いて以来、青色ボールペンで認めています。そして「感謝」の文字を朱筆で認めます。此れをやってみて良い事だと痛感し、継続しています。名刺・封筒にも朱色筆ペンで「感謝」を認めています。

尾張・三河から出た三英傑「信長・秀吉・家康」は多くの手紙を認めていました。其れで勢力を伸張させたのです。又、浄土真宗の中興の祖、蓮如上人は250通程の「御文」を門徒へ出しています。「五帖御文」としてその内の80通が編集されて本になっています。日蓮宗の開祖、日蓮上人も門徒へ信書を出していました。門徒拡大にひと肌以上の大きな効果があったのです。

大した営業活動は出来ていませんが、今迄証券業界・不動産業界で仕事を続けてこられたのは、此のハガキ道のお陰と感謝しています。そして此の本の出版にも結びついたのです。最近は年賀状を出さない方が増えました。電話・メールなどの手段がありますが、ハガキは本人だけでなく、家族も読む事が出来ます。そしてハガキは残ります。自分の思いを残す事は、活動範囲（世間）を広げる事にもなるのです。

41

習いごと

多少の月謝を払っても習いごとをする

山登りを長年やっていますが、此れは趣味であって、習いごとではありません。

結婚前に茶道（裏千家）を2年近く、10年余後に茶道（表千家）を約13年習いました。男の稽古仲間は殆どいなかったので、1人仲間を入れました。其の人とは端唄も一緒に習いましたが、今、彩密和紙絵の第一人者となっている親友の八木天水氏です。東京に在住されています。

昭和59年に三重県山岳連盟の遠征隊員になった事から、民謡・端唄を習い始めました。ネパール遠征で唄う機会は残念乍らありませんでした。6年程お世話になった民謡の先生が体調を崩されて稽古が出来なくなり、1年の空白期間はありましたが、今の師匠の処へ移りました。其れから33年程になります。下手ですがよく続いていると思います。

私の師匠である華房流宗家は作詞作曲を数多くされています。今習っている「隅田川暮色」「不忍《しのばず》の池」も師匠の作詞作曲です。宗家と家元お二人のお人柄の良さと芸への一途さ、そして一門の方が気の合う良い方ばかりだから続いているのでしょう！

35年程前に中日文化センターの俳句教室に1年程通いました。教室は月2回あり、毎回俳句を5つ作成するのが大変でした。でも其のお陰で、13年余前から年賀状に拙句を3句、下手ですが認めています。下手な俳句をご指導下さる先輩の方々のお陰です。後年になって過去の自分の年賀状を見直す事で、一年一年の自身の歴史が分かると思い、其れを楽しみに作句しています。

此れも35年程前ですが、やはり中日文化センターでダンス教室に入りました。男性2人と知り合いました。覚えが悪く、隅でダンスを見る自身を「壁の花」と表現したら、男にはそんな事は言わないと返された次第です。上達しないので1年余で辞めました。

60の手習い、色々良い事はありますが、詩吟・カラオケ教室・料理教室・囲碁教室・パソコン教室等、新しい事を始めるのは脳の活性化に役立つ事必至です。

或る方から言われました。「前回習った事を忘れても良いの、其の内に覚えるわ！　気楽にいきましょう！」。知らなかった事を習う事に意味があるように思います。脳が必死になって覚えようとし、活性化する筈です。或る時点を越えると稽古が楽しみになってくる筈です。知り合いと一緒に参加するも良し。私の経験上から言えるのは、行った先でお仲間が出来る可能性が大です。やはり稽古には多少の月謝が発生しますが、お支払いしてこそ身が入るのではないのでしょうか？

科学者の武田邦彦先生は70歳を過ぎてからテニスを始められ続けておられます。何と其の当時にお住まいを新築されました。

実は私も令和4年10月から月一度ヨガ教室に通い始めました。熊野先生にご教授頂いています。又、令和5年1月より参政党の仲間と合気道を浜中先生にご教授頂いています（毎週1回）。其の気があれば、71カラット《（歳）》からでも習いごとを増やせるのです。

42

目標を持つ、夢を持つ！

人は目標がないと努力しない。あって初めて努力出来る

桑名高校に入学した私は山岳部に入りました。部員は少なく、当初、1年生は私だけでした。

山登りとは縁もゆかりもなかった私は、先輩から様々な事を学びました。神社の階段の上り下りや、ちょっとした岩場でのトレーニング、マラソン、山に纏《まつ》わる事や天気図作成等の座学です。

高体連の催しでは鈴鹿山系を中心に、テント泊で登山をしました。三重県の殆どの高校には山岳部がありました。部員数は平均10人程で、部員の少ない我が校は肩身が狭い思いをしたものです。近くの員弁高校山岳部とは親しくしていました。毎年、国体予選とインターハイ予選（東海大会）が行われます。2年になって、私の目標は国体（白山・石川国体）出場、

インターハイの団体出場でした。

勉学の目標より上で、1位、2位をめざして活動に励んでいました。2年生の時、国体予選で個人総合2位になりましたが、吾が校の顧問の先生が当日不参加で、貝弁高校の顧問の先生から「君は来年の雲仙国体に出られるから、3位の貝弁高校3年生に2位を譲って欲しい」と言われて承知しました。

翌年は、国体予選とインターハイ予選が同時に行われました。国体での入場行進を瞼に浮かべていたのですが、残念乍ら両方共に出場は叶わなかったのです。

話が横にそれましたが、此れが、私が初めて持った目標です。

山登りを続けたお陰で、証券会社の営業では目標をもって訪問を継続出来ました。当時の課長、森征四郎氏のお陰で表彰も頂きました。其の前から歩合外務員となって、仕事、山、社会活動で其れなりに成果を出し、家を持つ事を目標にしました。転勤の辞令で一旦は東京に2か月赴任しましたが辞表を出しました。退職の1日前に息子が誕生し、会社より出産祝い10万円を頂戴出来ました。新日本証券に感謝しています。

モンブラン登頂が念願でしたが、モンブランに登頂した暁稜山岳会の友人中西さんより「大分氷河が解けてきて厳しかった」との話を聞いて断念しました。

台湾の烏山頭《うさんとう》ダム建設を監督した水利技術者、故八田與一氏のお孫さんである八田修一氏と親しくしています。私は台湾世界遺産登録応援会の会員です。台湾には3度訪問していきます。そんな事もあり、台湾最高峰の玉山（3952m）へ登る予定です。コロナ禍の影響もあり、令和5年か6年に登る予定です。既に5人の参加希望者がいます。10～1月が気候的にも良いとの事から、其れに沿って申請します。

百名山という目標は、令和4年10月現在で83座。令和6年末迄に完登する予定です。其の他にも不動産業でお役に立つ、志ある若い政治家や其れをめざす人を支援する、健康法の講座にて講演、実技指導する等の目標を持っています。

又、名取の私は、甚富文として正調名古屋甚句を3年後の令和8年8月8日に正調名古屋甚句を拡める会の仲間と盛大に奉納するのが目標・夢です。「丸に八の字」の「まるはち」は名古屋市の市章として、市民にも親しまれているからです。実は平成8年8月8日には名古屋大須観音にて10人余で正調名古屋甚句を奉納しました（男性は紋付き袴、女性は紋付きの着物）。3年後が楽しみです！

私が尊敬する故中村功氏（東日本ハウス＝現・日本ハウスＨＤ創業者、経営者漁火会創始者）は、「目標を持つと元気が出る」と仰いました。「人は目標がないと努力しない、あって初めて努力出来る、具体的な目標をもって努力する、達成したら一段ずつ上げていく、『精一杯やった』という人生に成る」という標語や言葉を残されています。プロスキーヤーで冒険家の三浦雄一郎氏は「老いは怖くない。目標を失うのが怖いのだ！」と仰っておられます。

私が25年程前、50歳から一念発起して測量を学び「大日本沿海輿地全図」を完成させた偉人・伊能忠敬氏と、米国人カーネル・サンダース氏（一般人で何と40種に上る職を転々）が60歳で一念発起してフライドチキンを探求し、4つ目の州のケンタッキー州で陽の目を見て大成長した事を知りました。其れで手帳に「お2人は並外れの凄い人」と書き認めていました。

伊能忠敬氏は一七四五年生まれで、55歳から69歳（一八一四年）迄日本各地の測量に従事され歩かれたのです。今の世で言えば85歳前後でないでしょうか。

私と登山、スキーの思い出

トムラウシ山雑感

平成21年7月のトムラウシ山遭難は、ツアー登山・雨具のチェック等の問題を提起しました。平成30年7月、十勝岳登山の後、狩勝峠を越えて150㎞レンタカーで東大雪荘（宿）へ。3人で朝3時発（車）、登山口3時半発、トムラウシ山頂上へ12時過ぎ着。下山の途中、札幌の写真家？の女性（テント・三脚）と東京の男性がバテる寸前で、あと2人加わって頂き荷物を分担してペースを落としての下山（登りはキツカッタです）。登山口へ午後7時に漸く着、東大雪荘7時半過ぎ着。宿の方も親切に対応して下さいました。感謝申し上げます。自分の体力とコースを事前にチェックし、登山行程（登山の途中でも）を把握しないと、遭難の可能性が十分にあり得る事を痛感しました。

鈴鹿山系南部の山　仙ヶ岳（961m）

近くに入道岳（905m）、麓に有名な椿大神社あり。

今迄登っていなかった此の鈴鹿の山へ、8年程前、2人でしたが実質1人で鈴鹿市小岐須渓谷から宮指路岳《くしろ》（９４６ｍ）経由で登頂。仙頭尾根から小岐須渓谷側へ下山しているると思いきや、亀山市側の山村へ下山（聞いてビックリ）。大阪在住で週末に妻の実家の畑・田んぼの手入れで来られている御方が、駐車している処迄送って下さいました。

多少お礼はしましたが、改めて感謝申し上げます。仙頭尾根の反対側へ下山とは、狐につままれたのでは？思った次第です。此れも8時前に登山口を出たので、余裕がありました。

猿投山（629m）

愛知県豊田市。名古屋市名東区から通常半時間余。

30年余前に1人で登山。以来、何十回と登っているので簡単に思っていました。此の道を通っていないなと、初めての道で下山したのですが、何時迄たっても分からず、出会った人に聞いて、猿投神社方面へ急ぎました。8時頃から登り始めて、4時に駐車場へ着きました。

早出・早着きが基本です。低山（里山・東海自然歩道等）でも、地図・ヤマップ等で地図を入れておく。準備体操をし、お握り等の食事と行動食・懐中電灯（ラテコ）・健康保険証等を携行するのが鉄則です。よく鈴鹿山系で遅く登山された方が遭難されます。中々不明登山者が見つからない事あります。大概の人は下山時に道を間違え、麓へ下りれば駐車場等に着くものと思い込んでいるようです。間違ったと分かった時には、戻る（登る）事（勇気）をすれば、登山道に出会える事でしょう！

四国の百名山　石鎚山（1982m）

昭和46年11月に先輩2人と神戸港から高松へ電車で西条へ、石鎚登山ロープウエイコースで登頂。上部の岩場は凍っていました。面河渓谷を下山して松山の道後温泉で浴し、松山港から神戸へ帰りました。令和2年5月、一度も四国へ行った事がなかった妻を含め3人で剣山と石鎚登山（48年ぶり）。石鎚山の大きな鎖輪が続く岩場を登り切った充実感は最高でした！

スキーの思い出（雑感）

スキーの最初は中学生の時、友人と藤原岳スキー場（麓から藤原岳山荘迄登山、900m余）で貸しスキーで滑ったのが初めてです。小屋隣の傾斜地を銘々に滑って、そして自分で元の処へ歩く（登る）、其の繰り返しです。長靴で山荘迄登りました。昭和41年頃は木のスキー板でした。

昭和45年3月初め、桑名高校山岳部の後輩が私の送別山行を企画しました。当時は残雪が多く、小屋でスキーを借りて頂上付近から滑降しました。私は過去に一度しか滑っていない身、ターンする事、停める事も殆ど知らずに100m弱滑りました。下部でボキーと音がしました。半月余で新日本証券（5番目の証券会社）入社式があります。足を骨折したら式に出られなくなると一瞬よぎりました。結果はスキー板が折れていました。安堵した事、今でも覚えています。

20年余前からスキー板が短くなり（150センチ程）、初心者でも意外と早く滑れるようになる、と聞きました。山家《やまや》ですから、2年に1度ぐらい滑るのですから、上手くなる筈はありません。当時の私の滑っている写真見ると、腰が引けています。当然遅いのです。結論はスピードが出るのが恐いのです。

此の事は、岩場を歩く時も一緒です。20代前半くらい迄は岩場が恐かったのです。スキーと岩場（ロッククライミングでない）共に恐くなると遅くなります。スキーはスキー教室1回のお蔭で結構スピードを出せます。

山登りを月1回以上を継続しているお陰と、山に感謝しています。

山での声掛け

私はどんな登山の時でも、行き交う登山者に「おはようございます」「今日は」のお声掛けをします。返事をされない方もいますが、大概の方は返答して下さいます。「どこからお越しになったのですか？　私は名古屋から来ました」、そんな言葉も掛けています。迷惑に思われているかもしれませんが、家族連れの方には「僕（お嬢さん）は何年生？　何歳？」と聞くと、元気な声で答えてくれます。此の若い子供達に「此れからの日本の国を作ってもらう」のですから、元気に成長して欲しいとの思いから話し掛けます。

山での声掛けでは、こんな事もありました。令和4年7月の鷲羽岳・水晶岳登山で鏡平池のデッキで靴を脱いで寛いでいた時、和歌山から4人組で来た北条さんという女性と槍・穂高の絶景を楽しみ乍ら話が弾みました。そして令和5年の7月には北海道の幌尻岳、羊蹄山を北条さん冨貴さんの女性2人と一緒に登る事になりました。既に予約も済ませましたが、下界ではあり得ないですね。

尚、午後2時から3時ぐらいに下山する時に此れから登る人と擦れ違う事もあります。遅い時間からの登山は危険を伴う可能性があります。「次からは8時台には出発してね」と忠告するようにしています。

おわりに

私は名古屋経営者漁火会と志功塾（中村功に学ぶ塾）で、「幻の手羽先」で有名な居酒屋「世界の山ちゃん」を展開する㈱エスワイフードの創業社長・会長を務められた山本重雄氏（平成28年逝去）とご一緒しました。山本氏は、常に「立派な変人たれ」と社員に話し、広く発信もされていました。

とても山本氏の足元にも及びませんが、私も「立派な変人たれ」と最近思うようになりました。妻に聞きますと、「変人」な処は一緒だね、との弁です。ですから健康法を40以上もやっているのでしょうね。

其れにしても、色々な御方のお陰で証券界（32年間）、不動産業界（店舗開発等）で活動する事が出来ました。勿論、お客様に一番世話になった事は間違いありません。

居村年男氏、村山昭義氏、故中村功氏、鍵山秀三郎氏、故中村天風師、故森信三先生、故安岡正篤先生、真実を常に伝える科学者・武田邦彦先生、名倉輝光氏、山田宏議員、華房真

子師匠、故後藤力氏、経営者漁火会、参政党、念佛宗等の御方から拝聴、本、テープ等にて薫陶を受けた事は何よりの幸せでした。

又、高校1年より一貫して登山を継続してきた原点があったればこそと、熟《つくづく》思います。其の基は姉が山岳部員だったからでした。中学の野球部でギリギリのレギュラーだった故、見込みのない事を知り、桑名高校入学と同時に自然と山岳部に入ったのです。私の我儘《わがまま》を許してくれた両親、兄には感謝です。


8年前、モンブラン登山を断念して百名山をめざすほうに目標を転換しました。当時は35座程でしたが、現在は83座迄至りました。

日本各地を旅をし乍ら登る百名山登山は、実に楽しいものです。誰しも、自身の体力が維持出来る限り、仕事や家庭等と折合いをつけて登りたくなる筈です。とはいえ、1年に10座登ったとしても完登迄10年掛かります。其処で此の本が体力低下を避ける為の処方箋になると確信しています。無理は禁物ですが、少しずつ負荷を掛ける健康法を増やしていって下さい。そうすれば、10~20年後には百名山踏破が待っている事でしょう!

実は令和4年8月、大峰山の弥山《みせん》にて桑名高校山岳部ＯＢ会の後輩2人が遭難後10日間を耐えて、無事に救出されました。此の女性を非難する方が多い事は知っています。ヤマップが其の辺の事情を報じています。

しかし、遭難してからの2人の行動は、吾々にとって大事な事を示唆しています。40年以上前にも男子高校生4人が大峰山系の沢登りにて遭難し、10日後に無事救出された事があったそうです。高校生は停学処分を受け、捜索費用も大分掛かったとの事ですが、共に「決して諦めなかった」のです。そして「色々な手段を見つける」算段・行動をしたのです。此のような事例を参考にされますと、「まさか」の時に役立つ事間違いないと思います。

最後に一つ付け加えさせて下さい。登山道整備に各地元の山岳関係者、地方自治体が骨折っておられます。鈴鹿山系では朝明アルパインクラブの有志の方が週末に整備活動をされています。其の事を感謝したいです。

私のような文才もない者が、㈱山と溪谷社から此の本を出版出来ました事は望外の喜びです。山と溪谷社のサブマネジャー佐々木惣氏が校正作業等で懇切丁寧に導いて下さったお陰で、書き終える事が出来ました。有難うございます。

そして我儘な私に46年付き合ってくれた妻にも心より感謝したいと思います。

山行経歴等（百名山等）

昭和46年
11月　石鎚山　暁稜山岳会3人……神戸から船にて四国へ
昭和47年
5月　白山　暁稜山岳会2人
昭和48年
10月　伯耆大山　暁稜山岳会3人
昭和49年
2月　雪岳山（韓国）　暁稜山岳会3人（リーダー）
5月　剱岳　暁稜山岳会（アタックリーダー）
昭和50年
1月　鹿島槍ヶ岳　暁稜山岳会7人……頂上より五竜岳側にブロッケン現象、至福！
昭和52年
1月　暁稜山岳会、鹿島槍ヶ岳東尾根にて雪崩遭難1人死亡（私は不参加）……大量遭難でした
昭和56年
1月　八ヶ岳（赤岳）　桑名高校山岳部OB会5人（リーダー）
昭和58年　藤原岳（鈴鹿山系、花の百名山・福寿草）……藤原岳山荘再建完成（桑名高校山岳部OB会にて協力）
昭和59年
7～8月　ピサンピーク（6091m）　三重県山岳連盟ヒマラヤ遠征隊……100m程手前で下山（アタックリーダーの指示）
平成8年
5月　八経ヶ岳（大峰山）　山楽会なごや2人（リーダー）
平成20年
8月　甲斐駒ヶ岳・仙丈ヶ岳　山楽会なごや5人（リーダー）
平成21年
6月　妙高山（越後富士）　恵那山楽会と合同……日帰り故に登頂出来ず
平成22年
10月　荒島岳　山楽会なごや3人（リーダー）
平成23年
9月　焼岳　山楽会なごや5人と恵那山楽会6人合同（リーダー）

平成25年
10月　西穂高岳　山楽会なごや3人（リーダー）
平成26年
8月　薬師岳　山楽会なごや2人（リーダー）
平成27年
8月　鳥海山・月山　山楽会なごや3人（リーダー）
平成28年
7月末～　利尻岳　山楽会なごや3人（リーダー）
平成29年
7月　宮之浦岳　山楽会なごや5人（リーダー）
平成30年
5月　金峰山・瑞牆山　山楽会なごや4人（リーダー）
7月　大雪山（旭岳）・十勝岳・トムラウシ山　山楽会なごや3人（リーダー）
令和元年
5月　塩見岳　単独……ピーク踏めず
7月　阿蘇山（烏帽子岳）・祖母山・久住山・由布岳　山楽会なごや3人（リーダー）
9月　塩見岳　単独
10月20日　位山《くらい》（飛騨高山）　山楽会なごや2人……10月22日天皇即位の際に使用される笏《しゃく》は位山のイチイです。当日多くの方がお越しでした
11月　甲武信ヶ岳・両神山　山楽会なごや2人（リーダー）
令和2年
5月　剱山・石鎚山　山楽会なごや3人（リーダー）……鎖場登る、49年振り
6月　大和三山（香具山・畝傍山・耳成山《みみなし》）　単独……橿原神宮・藤原京跡・藤原京記念館・大神神社・長谷寺（日帰り）
6月　万三郎岳（天城山）　山楽会なごや4人（リーダー）……残念乍ら雨
7月　妙高山・火打山　単独……頚城山系
7月　八甲田山・岩木山・八幡平・早池峰山　山楽会なごや3人（リーダー）
8月　高妻山・雨飾山　単独
9月　愛鷹山　山楽会なごや2人（リーダー）……富士山の眺望良し
10月末～　日光白根山・男体山　山楽会なごや4人（リーダー）……東照宮・華厳の滝
12月　笙ヶ岳　山楽会なごや2人（リーダー）……養老山系の最高峰

令和3年

2月　金時山　山楽会なごや5人（リーダー）……富士山冠雪あり、眺め良し

5月　雲取山　山楽会なごや3人（リーダー）……東京で一番高い山、スカイツリー眺望

7月　光岳《てかり》　単独……ツェルト泊。厳しかった為、後に蕁麻疹発症

7月末〜　熊野岳（蔵王）・磐梯山・西吾妻山・安達太良山　山楽会なごや5人（リーダー）

8月お盆　筑波山（女体山・男体山）　単独……雨日。前日、靖国神社参拝

9月　聖岳　山楽会なごや4人（リーダー）……テントを持参したが不使用、山荘泊

10月　笠ヶ岳　山楽会なごや3人（リーダー）……高低差あり、槍・穂高の眺望良し

10月末〜　韓国岳・開聞岳　山楽会なごや5人（リーダー）……知覧特攻平和会館・火之神公園・南洲墓地・南洲神社・砂蒸し風呂

令和4年

5月　赤城山・浅間山・四阿山《あずまや》　山楽会なごや4人（リーダー）……浅間山は頂上近くにシェルターあり。ヘルメット必携ですが、吾々以外は持参せずでした

7月　鷲羽岳・水晶岳　山楽会なごや2人（リーダー）……北ア2泊、長丁場きつかったです

8月　羅臼岳・斜里岳・雌阿寒岳　山楽会なごや6人（リーダー）……国後・択捉見えず

8月　赤石岳・荒川三山（悪沢岳）　山楽会なごや2人（リーダー）

9月　美ヶ原・霧ヶ峰　山楽会なごや2人（リーダー）……楽な山です（1日）。あと諏訪観光

10月　岩手山・早池峰山　山楽会なごや3人（リーダー）……高村光太郎記念館・宮沢賢治記念館・花巻新渡戸記念館・中尊寺観光・花巻台温泉。料理良かった

11月　金剛山　山楽会なごや2人……富士山に次いで登山者多し。1万回登った方も。下山のご夫婦、3800回目にビックリ。楠木正成の千早城址（神社あり）・仁徳天皇陵・応神天皇陵・叡福寺（聖徳太子・母・妻の御廟です）・法隆寺等の史跡巡り（午後2時発で1泊）

位田博文（いんでん・ひろふみ）

昭和26年4月21日生まれ。三重県立桑名高校在学時代に山岳部長を務め、三重国体登山予選で2位に。卒業後、証券会社に入社。会社に勤務しつつ昭和49年の韓国・雪岳山登頂（リーダー）、剱岳春山アタックリーダーなど活発な山行に励む。昭和59年には三重県山岳連盟ネパール遠征隊員としてネパールに1か月半遠征（ピサンピーク・6091m）。平成15年迄証券業界に携わり、平成21年に店舗企画開発会社・アイエスエスを開業。名古屋経営者漁火会、名古屋木鶏クラブなどを通じて名古屋のビジネス界で精力的に活動を続ける。又、33年間に亘って「山楽会なごや」を主宰。平成27年、64歳の時から百名山をめざし、直近の山行では令和2年に11山、令和3年に10山、令和4年に13山を登っている。朝明アルパインクラブ会員（三重県山岳連盟加入）。現在はアイエスエス代表として不動産コンサルタント、著述、講演、空き家相談などに携わる。

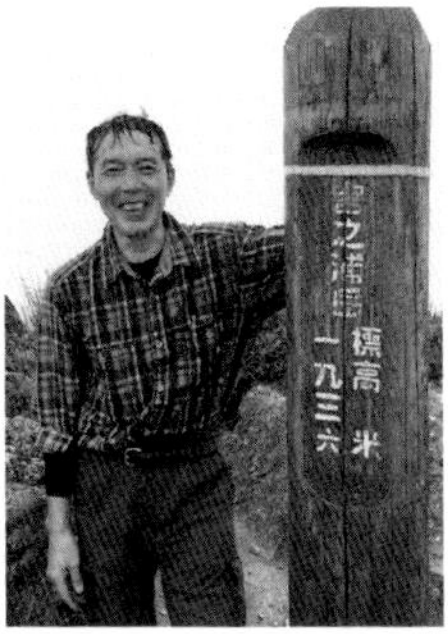

趣味は端唄、正調名古屋甚句名取（甚富文）。

住所は愛知県名古屋市名東区極楽4－315。

カバーデザイン　吉田直人
本文DTP　藤田晋也
編集　佐々木惣（山と溪谷社）

YAMAKEI CREATIVE SELECTION

壮年から百名山をめざす健康法42

二〇二三年四月二十日　初版第一刷発行

著　者　位田博文
発行人　川崎深雪
発行所　株式会社山と溪谷社
〒一〇一－〇〇五一　東京都千代田区神田神保町一丁目一〇五番地
https://www.yamakei.co.jp/
印刷・製本　大日本印刷株式会社

◎乱丁・落丁、及び内容に関するお問合せ先
山と溪谷社自動応答サービス　電話〇三－六七四四－一九〇〇
受付時間／十一時～十六時（土日、祝日を除く）
メールもご利用ください。
【乱丁・落丁】service@yamakei.co.jp　【内容】info@yamakei.co.jp
◎書店・取次様からのご注文先
山と溪谷社受注センター　電話　〇四八－四五八－三四五五
　　　　　　　　　　　ファクス　〇四八－四二一－〇五一三
◎書店・取次様からのご注文以外のお問合せ先
eigyo@yamakei.co.jp
＊定価はカバーに表示してあります。
＊乱丁・落丁などの不良品は、送料当社負担でお取り替えいたします。

ISBN978-4-635-88677-2